小説みたいに楽しく読める栄養学講義

中村丁次

羊土社

【注意事項】本書の情報について

本書に記載されている内容は，発行時点における最新の情報に基づき，正確を期するよう，執筆者，監修・編者ならびに出版社はそれぞれ最善の努力を払っております．しかし科学・医学・医療の進歩により，定義や概念，技術の操作方法や診療の方針が変更となり，本書をご使用になる時点においては記載された内容が正確かつ完全ではなくなる場合がございます．また，本書に記載されている企業名や商品名，URL等の情報が予告なく変更される場合もございますのでご了承ください．

はじめに

■ご飯を食べると馬鹿になる

小学生時、ある日、先生が授業前に、突然、子ども達に質問したことを覚えています。

「皆、目をつぶって。今日、朝、パンを食べた人？」

何のことかわからず、私は手を上げました。先生は、上げた者の数を数えて「やっぱしそうか」とつぶやいて、そのまま授業を開始したのです。この質問は、何だったのか、気になっていました。

1960年代、ある本がベストセラーになりました。著者は慶応大学医学部生理学教授の林髞《はやしたかし》のカッパブックス「頭のよくなる本」です。彼は、大脳生理学の立場から、頭のよさは大脳の活性により決定され、それには、タンパク質、特にアミノ酸の作用が関与していることを説明し、糖質ばかりの米を主食にする日本人の大脳の活性化は低いと主張したのです。この話は誇張されて、「ご飯を食べると馬鹿になる」といわれるようになり、パン食の優位性が広まり、あの戦争に負けたのも、栄養価の低いご飯を食べていたからだといわれるようになっていたのです。

小学生のときに経験した奇妙な質問は、この説を信じた先生がクラスの子ども達で確かめたかったのでしょう。後に、薄眼で見ていた友達から、約50人のなかで3〜4人が手を上げたと名前を教えてくれました。確かに、私をのぞいては比較的日頃から活発で成績がよかった子ども達だったのです。現在の栄養学でも、栄養不良にある子どもたちは、体格や学習能力が劣るとするデータはありますが、ご飯よりパンの方が大脳の活性を高めるというデータも論拠もありません。我が家の朝食がパン食だったのは、ハワイに移民した親戚のおじさんが戦後で貧しい生活をしていた私たちにコーヒーやグラニュー糖、さらに衣服などを送ってきてくれていたからであり、私の成績も勉強が嫌いだったので優秀ではありませんでした。

■日本人がパン食を導入したきっかけ

脳や神経系の代謝に栄養状態が関与していることは間違いありません。第二次世界大戦中、ミネソタ大学のアンセル・キーズらが行った「ミネソタ飢餓実験」からも明らかです。この実験は、兵役が免除されることを条件に応募した健常人36人が参加し、１９４４年から実施されました。通常の半分の食事（約１５７０kcal）で6カ月間実験が行われた結果、すべての対象者の体重は25%以上減少しました。さらに、貧血、疲労、無気力、極度の脱力感が起こると同時に、過敏性、イライラ感、うつ症状、集中力の低下などの神経学的欠損が出現したのです。しかし、このことをパン食とご飯食の違いにすることには問題があります。主食をパンにする欧米人にも、ご飯を主食にする日本人にも、低栄養と過栄養は存在し、全体的な栄養状態を限られた食品どうしで比較することはできません。

そもそも、日本人がパンを日常的に食べるようになったのは、戦後の米不足のなかで輸入の小麦粉を主食にせざるを得ない理由があったからです。当時、B-29の爆撃により国土は焼土化し、農業は壊滅して食べものが完全に不足していたのです。

1954年、「米国余剰農産物受け入れに伴う、市場開拓費の使途」の調査団が来日しました。米国は、農業技術の改革で食料増産が起こり、輸出先を探していた矢先でした。当初、日本側は、伝統的な食習慣であるご飯食からパン食への切り替えは困難だと主張しました。何度もの交渉の末、輸入食料の代金の一部に宣伝普及費を入れる条件で妥結したのです。じつは、日本はこのお金で、講習会やキッチンカー（調理デモができる栄養教育車）を購入して食生活の改善運動を全国的に展開したのです。

■栄養学を正しく学ぶ必要性

栄養士と食生活改善普及員（現：ヘルスメイト）などを中心に、輸入食料の活用を織り混ぜた栄養教育がはじまり、一方では、学校給食や病院給食の献立にパン食が導入され、この事が欧米食が日本に普及するトリガーになっていったのです。

パン食は、日本人を米国の食料政策の枠組みに組み込む長期戦略だったという意見があります。しかし、当時の日本には、食料が絶対的に不足し、1942年（昭和17年）に制定された「食糧管理法」がすでに機能しなくなっていました。例えば、１９４７年（昭和22年）には、衝撃的事件が起こります。東京地方裁判所の山口良忠判事が、法律を守る立場にある正義感から、違法になる闇米を拒否して栄養欠乏症により餓死したのです。当時、大きなニュースになりました。

米国の「食料政策」を、日本は、食料の安定供給に留まらず、日本人に不足していたエネルギー、タンパク質、脂肪、ビタミン、ミネラルなどの供給策として活用して、栄養バランスの優れた食事につくりあげていったのです。いわば、「栄養政策」に変換したといえます。このことは、日本人の体格や体力を増強するとともに、その後、高度経済発展によって起こった過栄養や肥満、さらに非感染性疾患の増加にブレーキをかけて、世界一の長寿国家を建設する一助になったのです。このような事例は、国際的に珍しく、私はこのことを「ジャパン・ニュートリション」と総称し、多くの人々に栄養の重要性と栄養学を正しく学ぶことの必要性を世界に発信しています。

目次

はじめに　3

第1章　栄養学とは　11

●栄養・栄養学とはなにか　●栄養学の歴史　●人体の構成と栄養　●細胞・遺伝子と栄養　●食物の成分と栄養　●保健と栄養　●医療・福祉と栄養

第2章　栄養素の種類と働き　35

●タンパク質―人体を構成する主成分　●脂質―多種多様な種類がある　●炭水化物―最大のエネルギー源　●ビタミン―体にとっての潤滑油　●ミネラル―体を調整し、材料にもなる　●タンパク質の働きと欠乏症・過剰症　●脂質の働きと欠乏症・過剰症　●糖質の働きと欠乏症・過剰症　●食物繊維の働きと欠乏症・過剰症　●ビタミンの働きと欠乏症・過剰症　●ミネラルの働きと欠乏症・過剰症　●水の働きと摂取量

第3章 栄養素の生理 77
●食物の摂取 ●食欲中枢とその調整機能 ●空腹感とはなにか ●食欲と空腹感は別物 ●味覚 ●栄養感覚による摂取量の調整 ●消化 ●消化器官 ●吸収 ●吸収の機構 ●吸収の経路 ●排泄 ●栄養素の消化・吸収 ●タンパク質の代謝 ●脂質の代謝 ●炭水化物の代謝 ●ビタミンの代謝 ●ミネラルの代謝

第4章 エネルギー代謝 121
●生命のエネルギーと食物のエネルギー ●人体のエネルギー代謝 ●推定エネルギー必要量の算定

第5章 ライフステージと栄養 129
●妊娠期・授乳期の体の変化 ●妊娠と栄養 ●妊娠中に起こりやすい疾患 ●授乳と栄養 ●発育期の生理 ●新生児・乳児の栄養 ●新生児・乳児の栄養障害 ●幼児の栄養 ●幼児の栄養障害 ●学童期の栄養 ●思春期・青年期の生理 ●思春期・青年期の栄養 ●学童期・思春期・青年期の栄養にお

ける問題 ●成人期の生理 ●成人期の栄養と生活習慣病 ●高齢期の生理
●高齢者の栄養 ●高齢者の栄養不良

第6章 傷病者の栄養ケア・特別用途食品と保健機能食品 161
●食事療法 ●肥満 ●痩せ ●タンパク質欠乏症 ●ビタミン・ミネラル欠乏症 ●糖尿病 ●脂質異常症 ●高尿酸血症・痛風 ●高血圧症 ●貧血
●食物アレルギー ●がん ●外科手術 ●栄養補給 ●特別用途食品 ●保健機能食品

第7章 健康づくりのこれまでとこれから 191
●栄養改善から健康増進へ ●健康日本21 ●食事摂取基準 ●食生活指針
●栄養不良の二重負荷 ●快適で持続可能な社会の建設と栄養

おわりに：超高齢社会と環境問題、カギは栄養 204

参考文献 207

第1章　栄養学とは

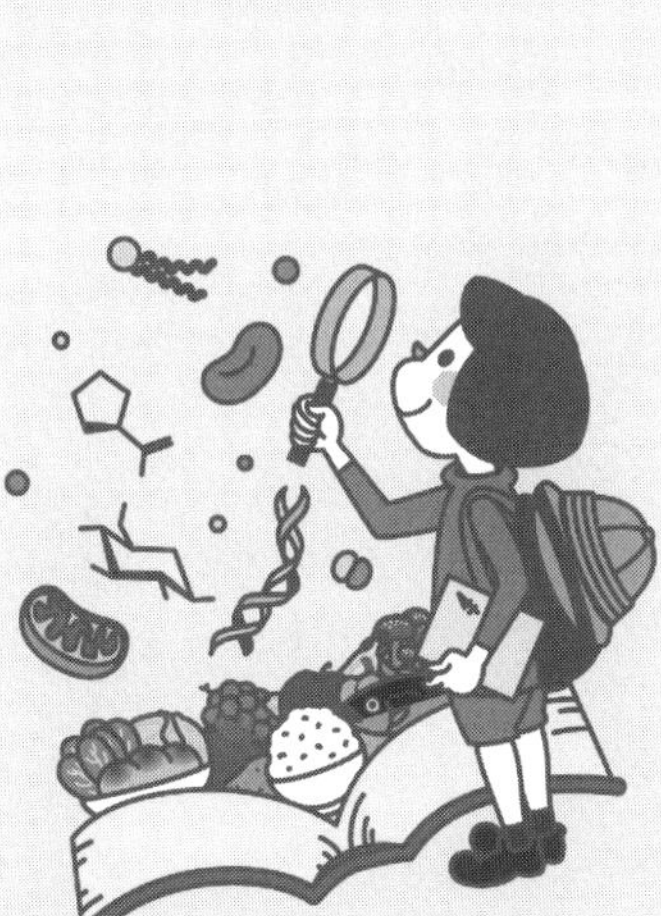

何でも食べる雑食性により、私たちは地球のあらゆるところに生存できるようになりました。しかし、命を維持し、健康に生活するには、多種多様な食品から、自分に必要なものを適正に選択する知恵も必要になりました。その知恵を科学的に明らかにしたのが**栄養学**です。第1章では、栄養の概念、歴史、栄養と人体の関係、食物成分と栄養素、さらに保健、医療、福祉における栄養の役割を学びましょう。

栄養・栄養学とはなにか

栄養（nutrition）とは、生体が食物などを摂取して、その成分を消化、吸収、代謝することにより、生命を維持し、成長、発育して生活を営む一連の状態をいいます（**図1**）。摂取すべき成分を**栄養素**（nutrients）とよびます。食物の摂取が著しく偏れば、栄養素の過不足状態が起こり、長期に及べば欠乏症や過剰症が発症し、死に至ることもあります。栄養は、人間が生命を維持し、生きていくうえで最も重要な課題となります。

一般に、「にんじんには栄養がある」といわれますが、にんじんにあるのは特定の栄養素であり、栄養という状態が存在しているのではありません。つまり、正確にいえば、「にん

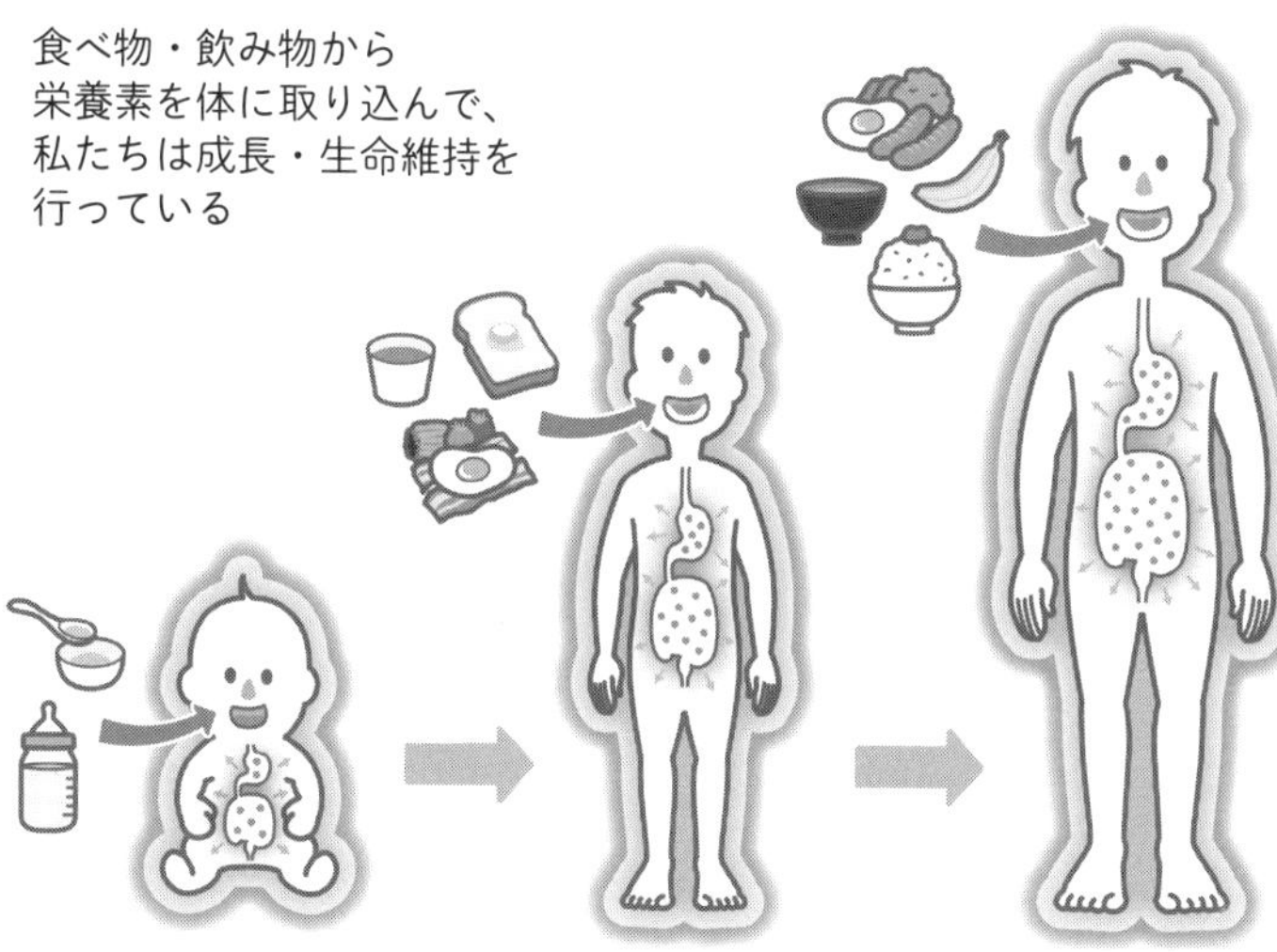
食べ物・飲み物から
栄養素を体に取り込んで、
私たちは成長・生命維持を
行っている

図1　栄養の概念

じんは、ビタミンAの作用を有するカロテンという成分を多く含んだ食品だ」となりますが、栄養価が高いか否かは、判定できません。それは、摂取する人間側の状態によって、にんじんの栄養的価値は異なるからです。日頃から、ビタミンAを含有する食品の摂取が不足状態にある人には、にんじんは摂取する価値があり、栄養価の高い食品といえますが、十分摂取している食習慣をもつ人には、栄養価の高い食品とはいえません。

　栄養素には主として生体の構成成分になる**タンパク質**、生体のエネルギー源となる**炭水化物**と**脂質**があります。これらはエネルギーを産生することから**エネルギー産生栄養素**とよばれたり、摂取量が多くグラム単位で表現されることから**マクロ栄養素**、もしくは、**三大栄養素**とよばれてきました。

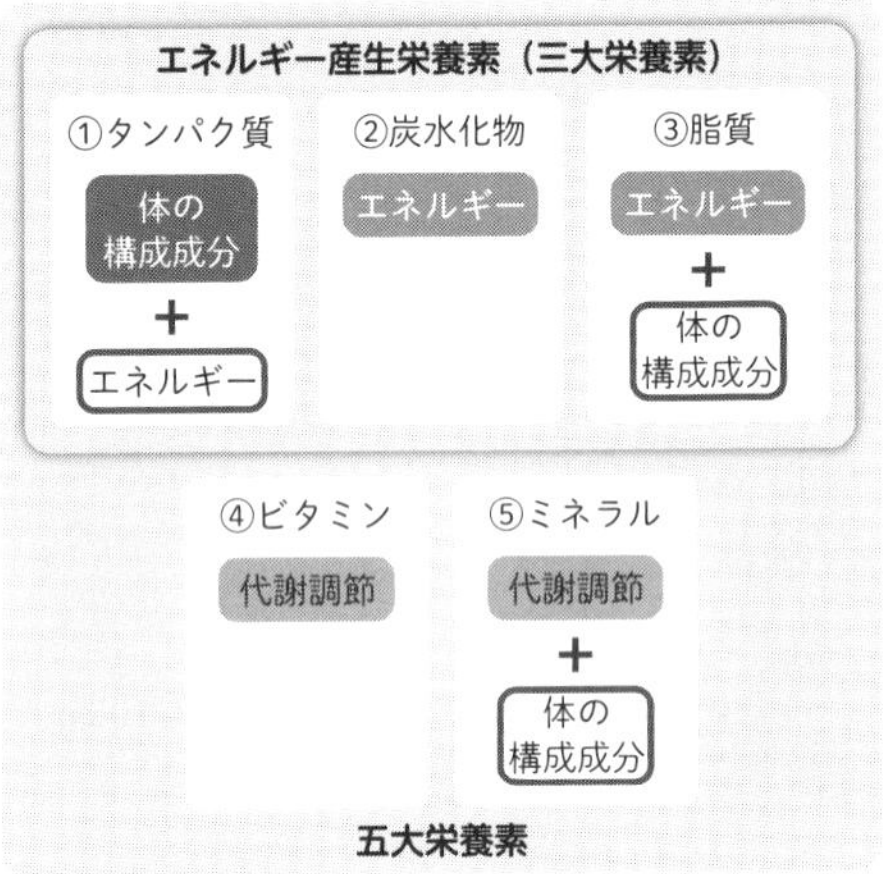

図2　エネルギー産生栄養素（三大栄養素）と五大栄養素の働き

さらに、代謝調整の役割をする**ビタミン**や生体の構成成分や調節を司る**ミネラル**があり、これらは摂取量がmg単位以下で示されることから**微量栄養素**とよばれています。また、タンパク質、糖質、脂質、ビタミン、ミネラルを合わせて**五大栄養素**とよびます（**図2**）。

このような栄養を、科学的方法に基づいて系統的に研究、教育する学問を**栄養学**といいます。栄養学の領域には、栄養の基礎的問題を課題にする**基礎栄養学**、食物を中心とした**食物栄養学**、人間個人を対象とした**臨床栄養学**、さらに集団や地域・社会を対象とした**公衆栄養学**などがあります。

古今東西、食事と健康や疾病との関係は数多く論じられてきました。人間は、食べることで命をつなぎ、食べることを中断すれば、体力を失い種々の欠乏症が発生し、絶食が長期に及べば死に至ります。つまり、「食事は生命と生活の原点だ」と考えられたことで、多くの健康法、養生法が生み出されました。さらに治療法には、食事のしかたが組み込まれ、長きにわたって人間の保健、医療を支えています。ところが、これらのほとんどは、食物の選択と分類、さらに有効性のある特定の食物の摂取と有害な食物の排除といった経験則に基づいた実践によって成り立っており、生命科学の一部として発展しませんでした。一方、栄養学は、食物のなかに生命の素を探し求める学問として発展したため、生命を営む成分を明らかにすると同時に、その成分が含有される食品を明らかにし、栄養素を介して食物と生命や健康との関係性を科学的に明らかにすることができたのです。

エネルギー代謝に関する発見

栄養学は、18世紀の後半、フランスの科学者**ラボアジェ**が、生体は呼吸により酸素を消費し、二酸化炭素を発生させること、およびその気体の量は発生する熱量（エネルギー）に比例することを証明したことから、その扉を開きました。エネルギー代謝量が食物摂取や労作により増大することを見出し、エネルギー代謝（※）の基礎を築いたのです。１８９１年、ドイツ人の**ルブネル**は、さらに、エネルギー代謝量が体表面積に比例することを見出し、糖質、脂肪、タンパク質が熱源となることも発見しました。

1903年、アメリカ人の**アトウォーター**は食品に含まれる熱量を直接測定できる装置を開発し、食品に含まれる栄養素の熱量は、1gにつき炭水化物は4㎉、脂質は9㎉、タンパク質は4㎉であることを見出し、アトウォーターのエネルギー換算係数を定めました。日本においては、医薬基盤・健康・栄養研究所を中心にエネルギー代謝の研究がさかんに行われ、日本人のエネルギー消費量を算定する方法が検討されました。

糖質と脂質に関する発見

各栄養素の構造や生理作用に関する研究も進み、19世紀には、糖質の消化が解明されて各種の消化酵素が発見されました。20世紀の初頭には、吸収された糖質の代謝研究がはじまり、1937年には、糖質が解糖（※）され二酸化炭素と水へ酸化されてエネルギーを産生するクエン酸回路が**クレブス**（ドイツ）により発見されました。脂質が酸化されてエネルギー源になることは20世紀になり解明され、その後、**リービッヒ**（ドイツ）らが体内において他の栄養素から脂肪が合成されることを発見しました。脂肪には、単なるエネルギー源だけではなく、成長、生殖、さらに皮膚などの生理作用に関与する必須脂肪酸が含有されていることもわかってきたのです。

タンパク質に関する発見

19世紀になるとタンパク質の本格的な研究がはじまり、タンパク質の栄養価が食品中に含有される窒素量に関係することがわかりました。20世紀になり、タンパク質がアミノ酸から構成されていることが確認され、タンパク質の質がそのアミノ酸構成により決定することが明らかにされたのです。その後、体内で合成されない必須アミノ酸と合成される非必須アミノ酸の分類、アミノ酸の必要量、アミノ酸バランス、さらに各種タンパク質やアミノ酸の生理作用への研究へと発展しました。

※…エネルギー代謝：体内で行われるエネルギーに関係した代謝をいいます。エネルギー代謝には、基礎代謝、活動代謝、食事誘発性熱産生などがあります（4章）。

※…解糖：糖質をピルビン酸などの有機酸に分解してエネルギーを産生する生化学的反応経路をいい、有酸素と無酸素の状態で行われる反応が存在します。

ビタミンに関する発見

19世紀後半には、糖質、脂質、タンパク質のエネルギー産生栄養素だけでは動物が育たないことがわかり、副栄養素の存在が推測されていました。日本では、長きにわたり、白米を大食する人々のなかで発症する神経症状を伴う難病（脚気《かっけ》）に悩まされ、日清、日露戦争では、多くの兵士が、この病気で亡くなりました。特に、陸軍では**森鷗外**《もりおうがい》が「脚気は感染症だ」と考え衛生管理を徹底しましたが、食事の改善を行わなかったために患者を減少させることはできませんでした。一方、海軍では、**高木兼寛**《たかきかねひろ》が欧米には脚気患者がみられないことから、早くから白米中心の和食から、肉食を中心とした洋食に切り替えることにより脚気を予防していました。１８９０年には**エイクマン**（オランダ）が、脚気症状を示す鶏の飼料に米ぬかを添加するとその症状が治ることを発見し、１９１１年、**フンク**（ポーランド）は、米ぬかからその有効成分の結晶化に成功しました。また、それがアミン（※）の性質を有していたことから生命の（vital）アミン（amin）、つまり**ビタミン**（vitamin）と命名しました。日本でも**鈴木梅太郎**《すずきうめたろう》が、脚気予防に有効な成分を米ぬかから単離、結晶化していました。

海外では、大航海時代、ヨーロッパの征服者は、進歩した航海術を活かして未知なる世界の征服をめざします。しかし、航海が長期に及ぶと、船員の約半数に出血がはじまり、歯が抜け、傷口が開き、黄疸《おうだん》がおき、手足が動かなくなり、最後には死に至る難病が発症しました。この病気で約２００万人の水夫が死亡したのです。この病気の対策として、イギリスのクック船長は、ジェームズ・リンド医師の助言に従い、当時地方の民間療法だった柑橘類を与える療法を水夫に行い完治させました。後に解明されることになりますが、この難病は、新鮮な野菜や果物の摂取不足によるビタミンC欠乏症である壊血病《かいけつびょう》だったのです。つまり、この当時、アジアではビタミンB_1不足、ヨーロッパではビタミンC不足に悩まされていたということです。

ミネラルに関する発見

18世紀には、血液に鉄が含有されることがわかり、骨もカルシウムやリンから構成されていることがわかってきました。20世紀に入り、甲状腺腫《こうじょうせんしゅ》がヨウ素欠乏で起こることが解明されてきたように、多くのミネラル欠乏症が発見され、ミネラルの生理作用や食品での含有量が明らかになってきたのです。その後、多くのビタミンやミネラルが発見され、その生理作用や食品における含有量が明らかにされてきました。

栄養学の発展の歴史をみると、栄養素の人体での作用と、栄養素を含有する食物の摂取方

※…アミン：アンモニアの水素原子をアルキル基かアリル基で置換した化合物の総称。

法との両方を見出すことにより、食物と健康や病気との関係を科学的に解明し、多くの栄養欠乏症を克服することで、その学問的体系化を図ってきたことがわかります。

人体の構成と栄養

栄養の話をするために、まずは私たちの体について説明しましょう。

人体は、**細胞**、**組織**、**臓器**により構成され、これらの円滑な作用により生命が維持されて生活が営まれています。これらの構成成分や活動成分になっているのが栄養素であり、人体の16・4%がタンパク質、15・3%が脂質、5・7%がミネラル、糖質が1・0%以下、その他が水分によって成り立ち、これらを補給するために、食事から必要な栄養素を補給しています（**図3**）。一方、日常の食事の構成比率は、エネルギー比で糖質が57・7%、脂質が26・3%、タンパク質が16・0%です（2章）。最も摂取量の多い糖質は、大部分がエネルギー源として消費されるので、生体内の割合は最小となっています。人体の構成比率と食事の構成比率が異なることからわかるように、食物の栄養成分が直接的に生体で利用されているのではなく、摂取された栄養素は、その人に適する新たな栄養素に転換されて利用され

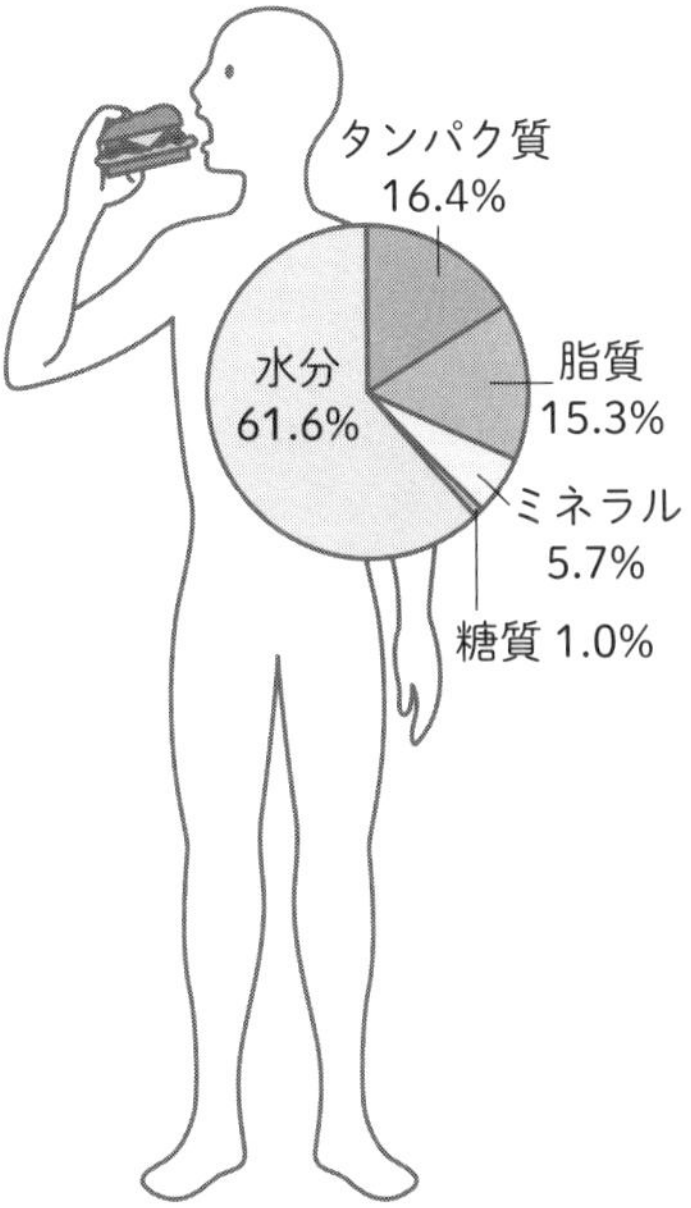

図3　人の体を構成する成分

ています。例えば、牛の筋肉であるビーフステーキを食べても、そのまま食べた人の筋肉になるわけではありません。ビーフステーキを食べれば、その中のタンパク質が消化されてアミノ酸として吸収され、その一部が人の筋肉を構成するタンパク質の合成に利用されるのであり、その過程には何段階もの代謝過程が存在します。牛肉のタンパク質が、そのまま利用されるとしたら、ビーフステーキをよく食べる人の筋肉は、牛の筋肉になるでしょう。

ところで、人体の構成成分は、絶え間なく、古くなったものは分解され、新しく合成されたものと入れ替わります。分解されたものは、再利用されるものもありますが、最終的には尿や皮膚から排泄されます。合成材料には、体内組織からの分解成分と食事からの摂取成分が利用され、分解と合成は、一定の範囲で平衡状態が維持されています。したがって、人体では、栄養素の摂取量が分解・排泄量を補うことができなければ不足状態が起こります。不足の程度が著しく長期間であれば、恒常性（※）が維持できなくなり栄養欠乏症に至り、人体に障害を与えることになります。この場合、最初に細胞内で生

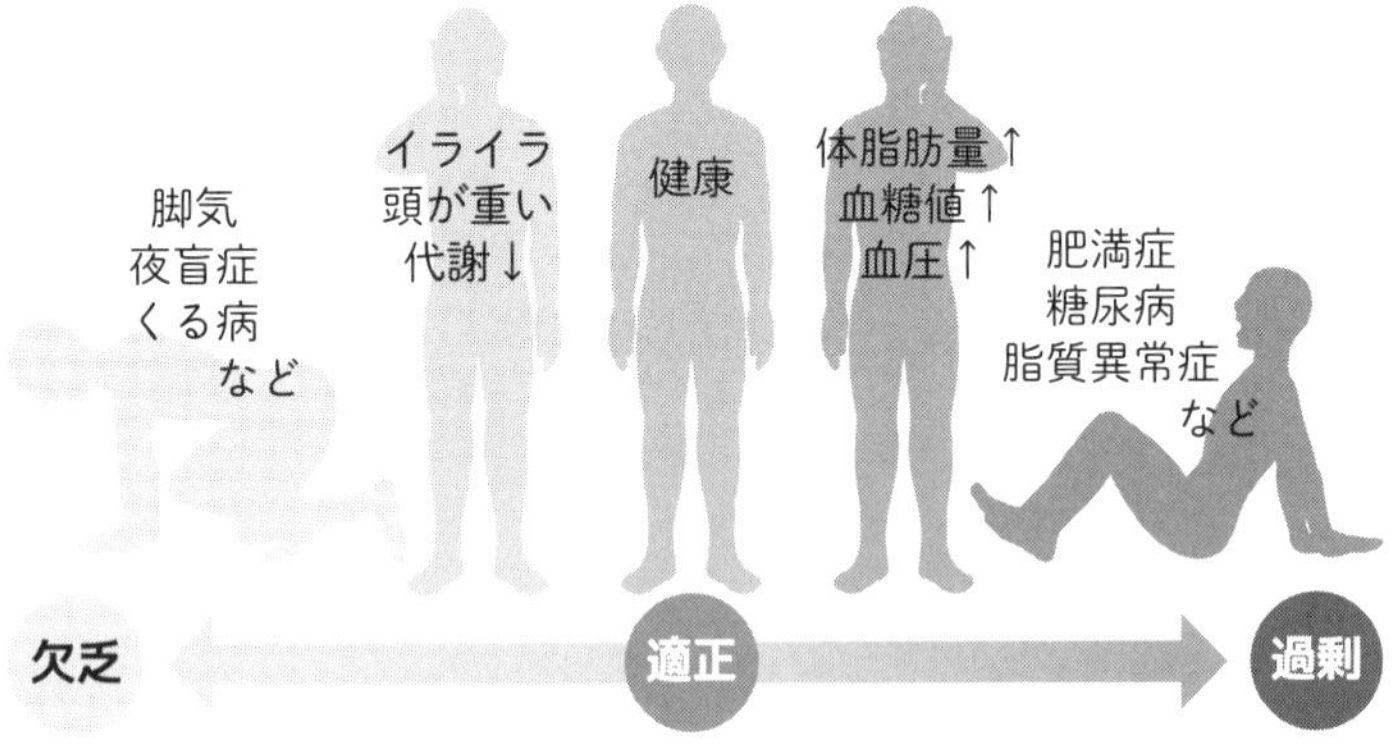

図4　栄養状態と人体への影響

化学的変化が起こり、長期になれば生理的変化が起こり、さらに続けば組織、臓器に変化が起こり、最終的には形態的な変化が起こるのです。

　人体の栄養状態は、低栄養でも過剰栄養でもない適正状態を中心に、欠乏状態と過剰状態に大別でき、さらに前者は欠乏症と潜在性の欠乏状態に、後者は、過剰症と潜在性の過剰状態に分けられます（**図4**）。**栄養欠乏症**は、栄養素の著しい欠乏状態が長期におよび心身の異常が出現し、脚気、夜盲症《やもうしょう》（※）、壊血病、くる病のような疾病状態です。この場合、各種の栄養剤による直接的な治療が必要になります。潜在性の欠乏状態は、栄養素が十分補給されている健康状態と欠乏症の境界領域にあり、各種の臨床検査値が欠乏症と診断されるほど異常値ではないが、栄養摂取量が不足し、栄養素の体内貯蔵量や代謝能力が低下し、各種の不定愁訴《ふていしゅうそ》（※）が出現しやすくなっている状態です。生体に自然治癒力が存在するので、日常の食事の改善やサプリメントによる栄養補給で不足状態が改善できるのです。

栄養過剰症は、特定の食品やサプリメントの大量摂取により、栄養素の過剰摂取が長期におよび心身の異常が出現した中毒症の状態です。また、栄養素の過剰状態に遺伝素因が関与して、肥満症、糖尿病、脂質異常症、高血圧症、高尿酸血症、動脈硬化症などの非感染性疾患、いわゆる生活習慣病が発症している状態です。潜在性の過剰状態は、各種の臨床検査値が病気と診断されるほどの異常値ではないが、栄養素摂取量が過剰で、肥満により体脂肪量が増大し、エネルギーおよび栄養素の代謝が変化し、生活習慣病が誘発されやすい状態といえます。体脂肪量、血糖値、血中脂質、血圧などが標準値以上であるが肥満症、糖尿病、脂質異常症、高血圧症と診断されるまでには至らない状態です。メタボリックシンドロームがこの状態に該当します。

※…恒常性：生体が、外部環境や食事の変化に対応して、内部環境を一定に維持しようとする性質や状態をいいます。

※…夜盲症：暗順応が低下する病気で、暗部での視力が著しく低下します。後天的に起こる代表的な原因がビタミンＡ欠乏症です（２章）。

※…不定愁訴：原因となる病気が存在しないのに、「疲れやすい」「眠れない」「頭が重い」「イライラする」などの体調不調を訴える状態をいいます。

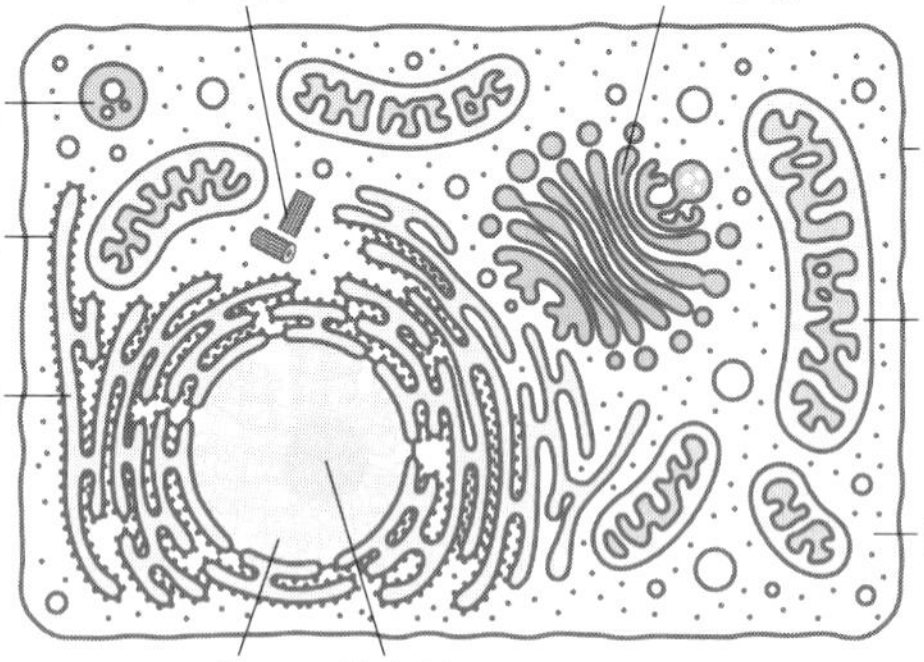

図5　細胞の基本構造

細胞・遺伝子と栄養

人体を構成する基本単位は**細胞**です。細胞の中には**細胞質**と**核**があり、細胞質にはミトコンドリア、リソソーム（リゾソーム）、小胞体、ゴルジ体、リボソームなどの細胞小器官が含まれます（**図5**）。ミトコンドリアはエネルギー保有物質であるＡＴＰ（※）を産生し、リボソームではタンパク質を生み出し、小胞体では物質を運搬し、ゴルジ体はリボソームがつくったタンパク質を包んで細胞外に運び出す役割をもっています。核の中には両親から受け継いだ46本の**染色体**が収納され、染色体は**デオキシリボ核酸**（**DNA**）が鎖状に連結して二重らせん構造をつくっています。ＤＮＡは、アデニン（Ａ）、グアニン（Ｇ）、シトシン（Ｃ）、チミン（Ｔ）の４

塩基がルールに従って対になって存在し、遺伝情報を形成しているのです。DNAに組み込まれた遺伝子情報が生理機能のために読みとられることを**遺伝子発現**といいます。DNAの情報がメッセンジャーRNA（mRNA）にコピーされ、その情報に従ってリボソームの中でアミノ酸が組み合わされタンパク質が合成されていくのです。つまり、両親からの遺伝情報は、DNA→mRNA→タンパク質と伝達されて（3章）、両親に似た固有の人体になっていきます。一方、全身の約37兆個の細胞には、ほぼ同じように遺伝子が含まれていますが、それぞれが固有の臓器に発展し、骨になる細胞や皮膚になる細胞が出てくるのは、DNA中の遺伝子の作用をON、あるいはOFFに切り替える装置をそれぞれの細胞がもっているからです。

ところで、遺伝子を個人間で比較すると塩基配列が異なる場合があり、その変化が人口の1％以上の頻度で存在する場合を**遺伝子多型**といいます。例えば、糖尿病に関連する遺伝子に多型があれば、インスリンの分泌機能や感受性が低下し、同じように太っている人と比べて糖尿病になりやすいということがあります。

遺伝子に書き込まれたプログラムにより、臓器内の細胞で、必要なタンパク質が必要なときに、必要量だけ生産されれば健康は維持されます。しかし、過食、栄養素摂取の偏り、ス

※…ATP：アデノシン三リン酸。アデノシンにリン酸基が結合したもので、結合部に高いエネルギーを保有し、このエネルギーが生命活動のエネルギー源として利用されます。

トレスが加わると、この調節機能に異常が発生して、タンパク質の生産や機能に乱れが生じて健康が維持できなくなり、結果的に病気を引き起こすことになるのです。また、疾病の発症に関与する遺伝子多型に不適正な食習慣が加わった場合は、生活習慣病の発症がより確実なものになっていきます。

食物の成分と栄養

私たちは、日常的に食事により**食物**を摂取してエネルギーと栄養素を獲得し、生命を営んでいます。食物の源は、自然界に存在する動物と植物であり、これらを獲得し、食べやすいように加工、調理することで食物とすることができるのです。このように食物の源となる動植物を一般に**食品**とよんでいます（※）。つまり、人間が摂取する栄養素は、自然界に存在する動植物の命の代償により獲得でき、これらは無限に存在しているのではないということです。しかも、食物は人間に必要な栄養素を補給してくれますが、それぞれの食物の構成成分は、その動植物が生きていくうえで必要な内容であり、人間の命を保証して健康を維持するのに都合がよい内容ではありません。例えば、豚肉には脂質やビタミンB_1が多く含まれるため、これらを摂取するには優れた食品ですが、脂肪の構成成分として、飽和脂肪酸が多く高エネルギー食品なので、食べ過ぎると肥満や脂質異常症の誘因となります。このように、人間にとって必要なすべての栄養素を適正に含有する「完全栄養食品」は、自然界には存在しないのです。個々の食品に含まれる成分には、過不足があり不完全であるために、いろいろな食品を摂取して食事全体で栄養のバランスをとる**雑食性**を人類は選択しました。人類が、意識的に雑食性を選択したというより、生存する環境に適応しながら雑食を身につけたヒト族が人類に進化でき、地球上のあらゆるところに生存できたのだと考えられます。例えば、ヨーロッパに拡張していたネアンデルタール人は、偏食がひどく限られた食物しか摂取しなかったことから、ヨーロッパが寒冷曝露を受けた時代に、食糧不足になりイベリア半島のジブラルタル（※）で絶滅しました。一方、火を活用することにより食物の調理、加工を発展させ多種多様な動植物を食べ、農業を起こすことにより食物の安定供給ができるようになったことでホモ・サピエンスはヒト族のなかで唯一、地球上のあらゆるところに生存範囲を拡大することができたと考えられています。しかし、これには諸説あります（**図6**）。

雑食は、人類の進化、発展に不可欠の要因でしたが、1つの課題が残されていました。それは、多種多様な食品のなかで、どのような食品を、どのくらい摂取すれば生きていけるの

※…食物と食品：例えば、白米は「食品」ですが、これを炊飯しごはんとすると「食物」となります。
※…ジブラルタル：スペインの南端に位置するイギリス領。

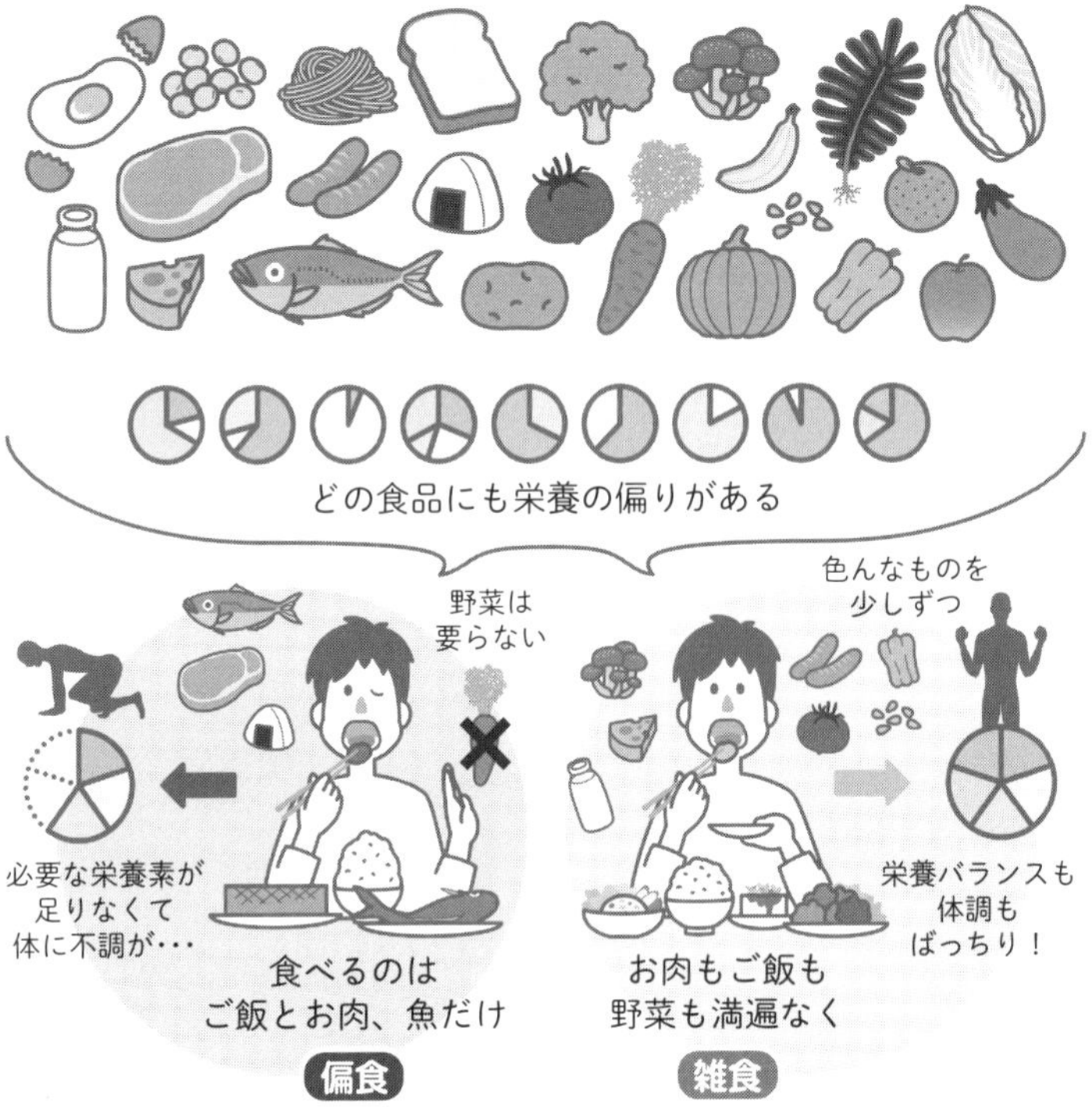
どの食品にも栄養の偏りがある
野菜は
要らない
必要な栄養素が
足りなくて
体に不調が・・・
食べるのは
ご飯とお肉、魚だけ
偏食
色んなものを
少しずつ
栄養バランスも
体調も
ばっちり！
お肉もご飯も
野菜も満遍なく
雑食

図6　雑食性であることの意義

かという課題です。人間は、このことには古くから気が付いていたため、古今東西の健康法や医療法のなかには必ず、個々の食品がもつ働きに注目した食事法、あるいは食事療法が存在しています。人類の長い食経験に基づき、その食品がもつ特徴を使用目的に合わせて分類したのです。

雑食により人類は進化したのですが、その反面、「食品の特徴を考えて食べる」ことを宿命づけられたといえます。そこで、前述のような経験則ではなく、食品に含まれる成分を科学的に解明したのが栄養学です。つまり、日常的に摂取する食品が含有する成分により、それぞれの食品を栄養学的特徴により分類し、適正な食品選択により、すべての栄養素を過不足なく摂取する食事法を生み出しました。ごはん、パン、麺類などの穀類から炭水化物を、肉類、魚介類、卵類、大豆製品などからタンパク質や脂質を、牛乳・乳製品さらに野菜類や果物類からビタミンやミネラルを適正に摂取する方法を確立したのです。したがって栄養学では、人体における栄養素の消化、吸収、代謝などを学ぶと同時に、摂取する食品の成分的特徴、適正な選択、加工、調理、流通なども学ぶ必要があります。

保健と栄養

保健とは、日常の活動において食事、運動、休養を調和させると同時に禁煙、適度な飲酒を心がけることによって健康度を増大させ、疾病の罹患を回避することです（**図7**）。例えば生活習慣病の対策に関しては、保健活動としての**一次予防**（**保健**）、早期発見、早期治療を目標にした**二次予防**（**医療**）、さらに疾病を有しながら増悪化を防止し、日常生活を営めるようにする機能回復や社会復帰をめざした**三次予防**（**福祉**）があります。保健活動の内容

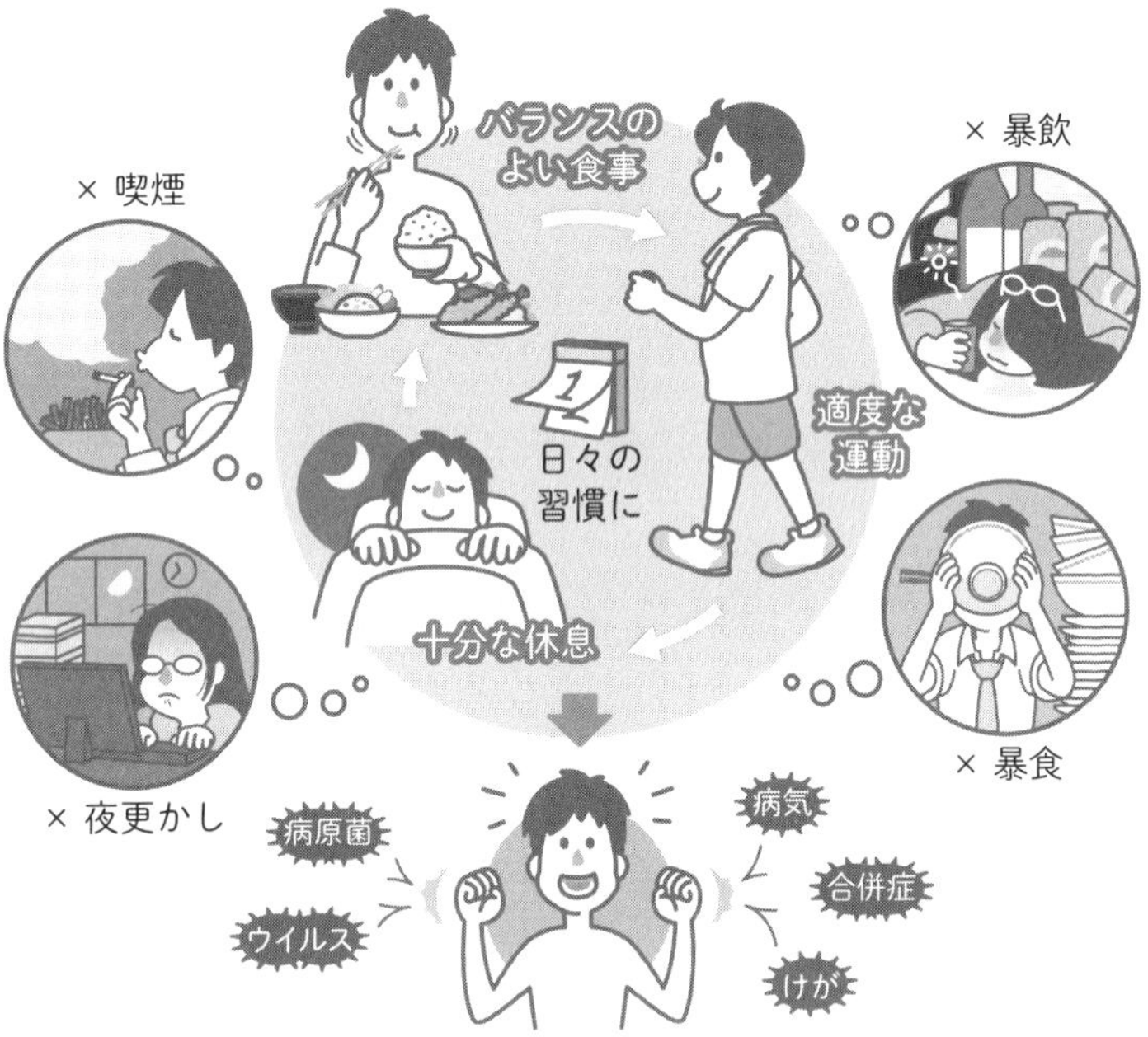

図7　保健のイメージ

には、健康人がより健康度を高める**健康増進**と、生活習慣病の危険因子の形成を防ぐ、**危険因子の低減・除去**があります。

保健における栄養の役割は、肥満症やエネルギー・タンパク質欠乏症、ビタミン・ミネラルの欠乏症や過剰症に対して、日常の食事を改善することによりエネルギーや栄養素の過不足を調整して、これらの疾病を直接予防することにあります。また、栄養素の摂取が直接的な原因にはならないが、間接的に影響を及ぼす慢性疾患に関しては、栄養状態を改善することにより、これらの危険因子を軽減し予防することができます。代表的な非感染性疾患である生活習慣病は、不適正な食習慣が形成されてから発症までには移行期が存在し、発症後も増悪化には生活習慣の影響を受ける特徴があります。例えば、過食や運動不足により肥満が形成され、肥満によりインスリン抵抗性（※）が起こり、そのことにより血糖値、中性脂肪、さらに血圧が上昇し、糖尿病、脂質異常症、高血圧症の危険因子となり、これらの状態が複合的に作用して動脈硬化や心筋梗塞を発症させるのです。したがって、疾病の発症予防には、**適正な食習慣の形成と改善が最も重要**であり、**過食、偏食、不規則な食習慣の改善が必要**となります。

保健では、栄養欠乏症や栄養過剰症を予防し、生活習慣病の予防、さらに増悪化防止のために、**食事摂取基準**（※）を参考に、個人や集団の栄養状態を評価、判定しながら栄養適正量を決定し、食事を改善していくことになります。

※…インスリン抵抗性：肝臓、筋肉、脂肪組織で正常にインスリンが作用しない状態をいい、糖尿病の誘因となります。
※…食事摂取基準：国民の健康の維持、増進を図るうえで摂取することが望ましいエネルギーおよび栄養素の量を示したものであり、日本では健康増進法に基づき厚生労働大臣が定めるもの。

医療・福祉と栄養

医療、福祉における栄養は、疾病の治療、増悪化の防止、機能回復や社会復帰の目標があり、栄養の役割は疾病の状態により異なります。

外傷、かぜ、食中毒などの感染症、あるいは軽い炎症などでは、一時的に治療を行えば、自然治癒力により治癒できます。この場合、急性期に食べやすく、消化・吸収がよく、より多くの栄養素を補給する目的で**食事療法**が行われます。栄養状態の改善により、免疫能の改善が期待できるのです。

外科療法、抗生物質、抗がん薬などの積極的治療法が実施される場合、その副作用として食欲低下、味覚異常、摂食・咀嚼《そしゃく》・嚥下《えんげ》機能の低下、消化・吸収機能の低下、代謝異常などで栄養状態が悪化します。このような場合、食事からの経口摂取を改善するとともに、カテーテルを用いた**経腸（経管）栄養法**や**中心静脈栄養法**などの栄養補給が行われます。

自然治癒は望めないものの、発症の予防、増悪化や再発の防止、安定化が図れる場合、例えば、消化器疾患、高血圧症、脂質異常症、動脈硬化、心臓病、糖尿病、肝臓病、腎臓病など慢性疾患の食事療法は、疾患の危険因子を低減・除去することで、発症の予防、合併症や増悪化の防止が期待されます。

がん、エイズ、その他の難病のような重症性の疾患であり、治癒が困難で悪化も防ぐことができない場合は、食事により、全身の栄養状態をよくして病気の進行を遅らせることや患者の精神的な満足感が得られるような食事療法や栄養療法が行われます。

これらのいずれの病状であれ、栄養状態の悪化を放置すれば、手術の回復が遅れ、薬物効果が低下し、免疫能や自然治癒力が低下し、感染症が増大し、結果的に入院日数が増大し、結局、医療費や介護費が増大することになります。傷病者は、疾患そのものの一般的症状として、味覚や食欲が低下し、消化・吸収機能が低下し、さらに代謝亢進により栄養必要量が増大して栄養状態が低下しやすいです。さらに、病院食や栄養補給の管理方法が悪く、栄養摂取量が必要量を満たさず、栄養素の不足状態を生じることがあります。

近年、急性期の栄養障害患者に対して、チーム医療により積極的に栄養管理を行う**栄養サポートチーム（NST）**が拡大しつつあります。NSTは、医師、管理栄養士、薬剤師、看護師、歯科医師、臨床検査技師などにより栄養状態の評価・判定を行い、適正な栄養補給の計画を立案、実施し、さらに継続的なモニタリングを行い、評価することで患者の栄養状態を改善します。また、管理栄養士の病棟配置もすすみ、患者さんへの個別対応も進展しつつあります。

第2章

栄養素の種類と働き

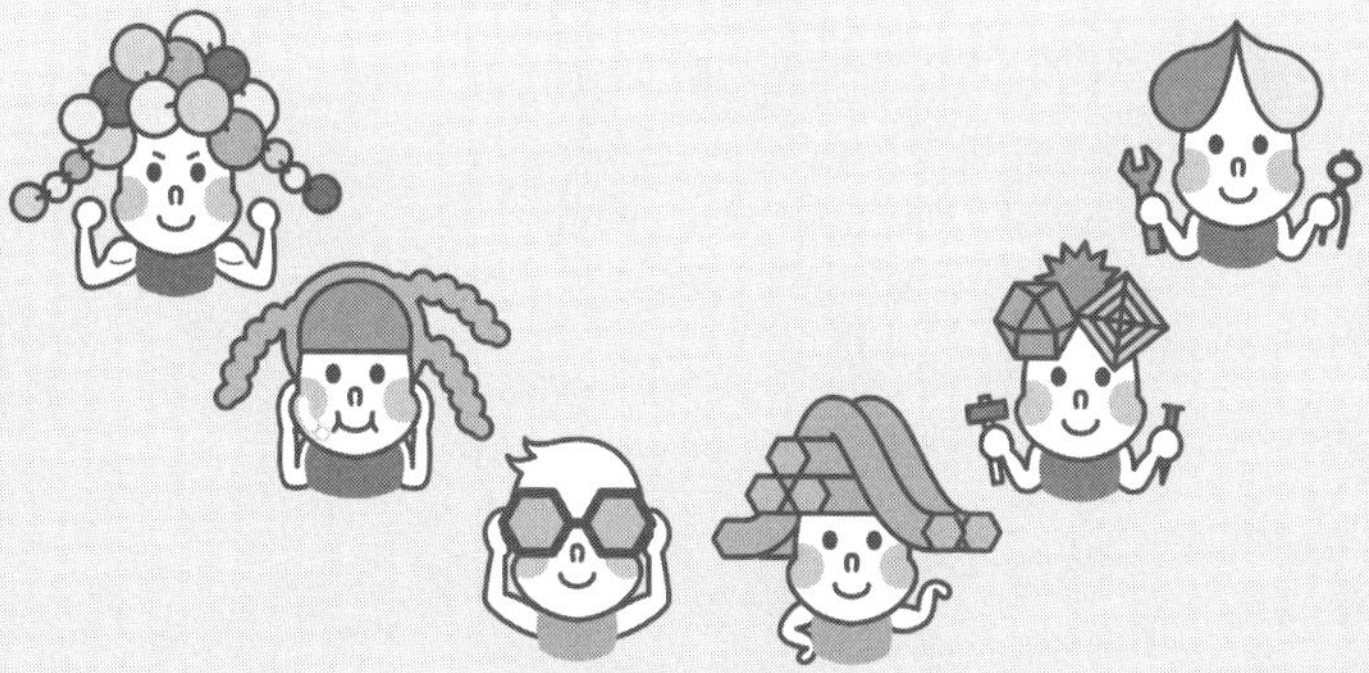

人間は、日々の食事からエネルギーと生命に必要な成分である栄養素を摂取しています。栄養素には、**タンパク質**、**脂質**、**炭水化物**（糖質、食物繊維）、**ビタミン**、**ミネラル**があると説明しました。また、栄養素ではないですが**水**も生体にとって重要です。各栄養素は、それぞれに構造的特徴があり、役割も異なります。この章では、まず栄養素の種類やその栄養素を含有する食品について説明します。そのあと、生体での働きやそのバランスが乱れたときに起こる欠乏症や過剰症について学んでみましょう。

タンパク質——人体を構成する主成分

タンパク質（protein）は、ギリシャ語で「第一の物、重要なもの」という意味をもちます。タンパク質は**アミノ酸**から構成され、アミノ酸は、炭素、水素、酸素以外に**窒素**を含有しており、内臓、筋肉、皮膚、毛、ホルモン、酵素、さらに免疫体などの主成分となります（**図1**）。いわば、人体を構成する主成分はタンパク質だといえます。タンパク質は、同じようにエネルギー源となる炭水化物や脂質とは異なり、約16％の窒素を含んでいるため、糖質や脂質によって代替することはできません。また、約20種類のアミノ酸から構成され（**表1**）、

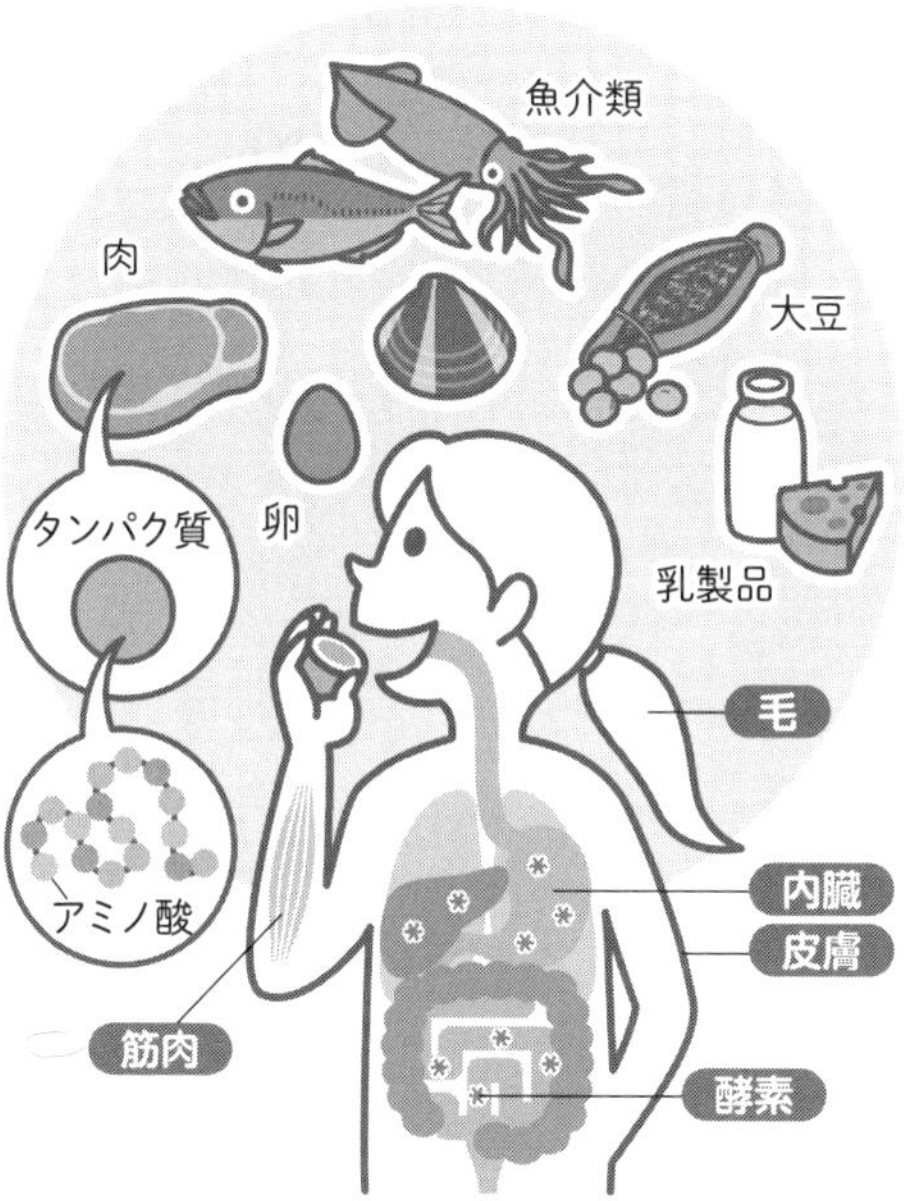

図1　タンパク質でできているもの

表1　タンパク質を構成するアミノ酸

必須アミノ酸（不可欠アミノ酸）	非必須アミノ酸（可欠アミノ酸）
• ロイシン • イソロイシン • リジン（リシン） • スレオニン（トレオニン） • トリプトファン • バリン • ヒスチジン • メチオニン • フェニルアラニン	• アルギニン＊ • グリシン • アラニン • セリン • チロシン • システイン • アスパラギン • グルタミン • プロリン • アスパラギン酸 • グルタミン酸

＊乳幼児にとってはアルギニンも必須アミノ酸に含まれる

これらのうち、9種類が人体で合成できない、あるいは、合成されても必要量が満たされないために、**必須アミノ酸（不可欠アミノ酸）**とよばれます（※）。タンパク質は、主として肉類、魚介類、卵類、牛乳・乳製品、大豆・大豆製品から摂取できますが、炭水化物の多い穀類、いも類、果物類、野菜類などにも広く含有されています。

脂質—多種多様な種類がある

脂質とは、食品の成分のうち、水に不溶で、エタノール、クロロホルム、メタノールなどの有機溶媒によって抽出されるものをいいます。常温で液体のものは**油**、固体のものは**脂**とよばれます。

脂質は、構成成分により単純脂質、複合脂質、誘導脂質の3種に分類されます（**表2**）。**単純脂質**とは、アルコールと脂肪酸がエステル結合（※）してできている脂質で、アシルグリセロール（中性脂肪）とよばれます。**複合脂質**は、他の成分が脂質と結合したものでリン脂質や糖脂質、リポタンパク質などがあります。**誘導脂質**は、単純脂質や複合脂質が加水分解されたときに生じるもので脂質の性質を示します。具体的には、ステロイドや脂肪酸があ

表2　脂質の種類

分類	例	構造
単純脂質	•アシルグリセロール（中性脂肪） •コレステロールエステル •ろう	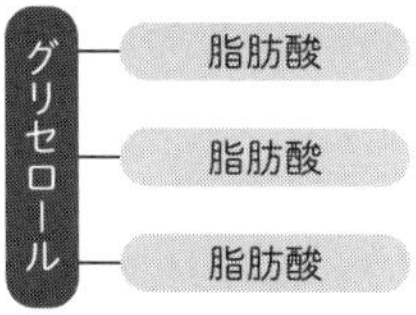 例：トリグリセリド
複合脂質	•リン脂質［グリセロリン脂質、スフィンゴリン脂質］ •糖脂質［グリセロ糖脂質、スフィンゴ糖脂質］ •リポタンパク質	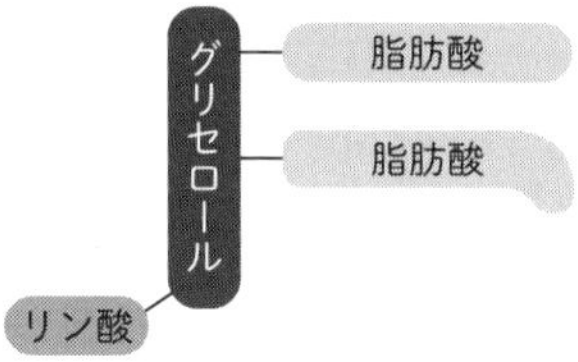 例：リン脂質
誘導脂質	•ステロイド •脂肪酸［飽和脂肪酸、不飽和脂肪酸］	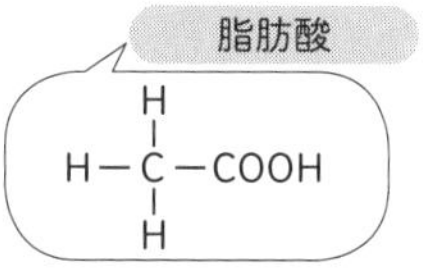 例：酢酸（飽和脂肪酸）
その他	•エイコサノイド •イソプレノイド •脂溶性ビタミン	

［　］は例にあげた脂質の分類を示している

※…人体で合成できるものは、「非必須アミノ酸」もしくは「可欠アミノ酸」とよばれます。

※…エステル結合：カルボン酸（R-COOH）とアルコール（R'-OH）から水（H_2O）が失われてできる結合（-COO-）のこと。

表3　脂肪酸の分類

<table>
<tr><th colspan="4">脂肪酸の分類</th><th>脂肪酸名</th></tr>
<tr><td colspan="4">飽和脂肪酸（二重結合なし）</td><td>• 酪酸
• カプリル酸
• パルミチン酸　など</td></tr>
<tr><td rowspan="4">不飽和脂肪酸</td><td colspan="3">一価不飽和脂肪酸（二重結合１個）</td><td>• パルミトオレイン酸
• オレイン酸</td></tr>
<tr><td colspan="2" rowspan="2">多価不飽和脂肪酸（二重結合２個以上）</td><td>n-3 系脂肪酸</td><td>• α-リノレン酸
• エイコサペンタエン酸（EPA）
• ドコサヘキサエン酸（DHA）</td></tr>
<tr><td>n-6 系脂肪酸</td><td>• リノール酸
• γ-リノレン酸
• アラキドン酸</td></tr>
</table>

太字：必須脂肪酸

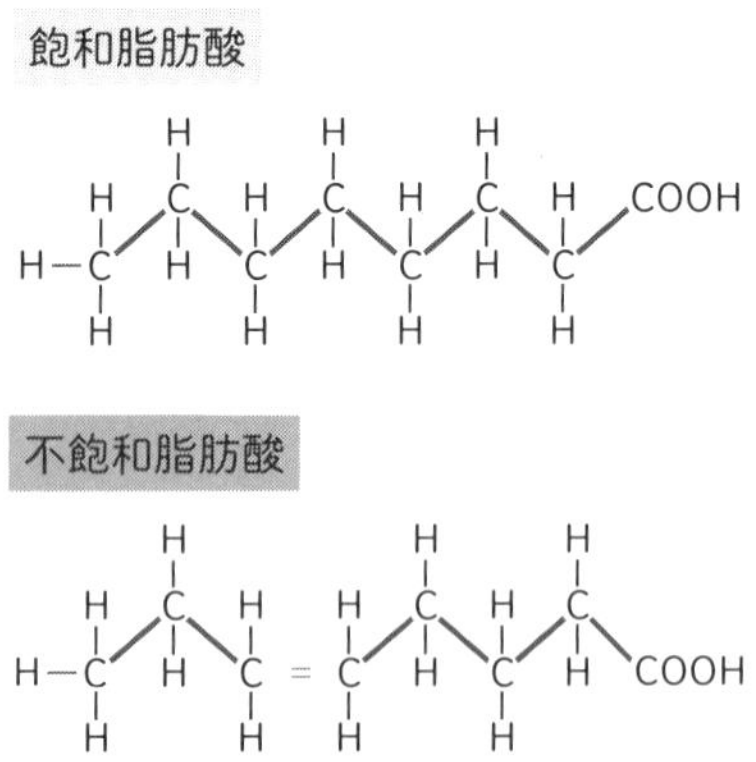

図2　飽和脂肪酸と不飽和脂肪酸の例

ります。

脂質は、それぞれが異なった生理作用をもち、その作用は脂質を構成している脂肪酸の特徴に依存していることがあります。脂肪酸は二重結合の有無によって、二重結合のない**飽和脂肪酸**と二重結合をもつ**不飽和脂肪酸**に大別されます（**表3、図2**）。二重結合が1個の場合を**一価不飽和脂肪酸**、2個以上を**多価不飽和脂肪酸**とよび、二重結合の位置によってn-3系脂肪酸やn-6系脂肪酸に分類されます。α-リノレン酸、リノール酸、アラキドン酸などのように二重結合が2個以上ある脂肪酸は人体で合成できないか、合成量が少ないので、**必須脂肪酸**とよばれます。脂質は、調味料油、バター、マーガリンなどの油脂類はもちろんですが、肉類、魚介類、卵類、大豆類、牛乳・乳製品などのタンパク質食品や種実類に多く含まれます。コレステロールは内臓、卵類に多く含まれています。

炭水化物――最大のエネルギー源

炭水化物とは、炭素、水素、酸素の3元素より構成される化合物で、消化酵素で消化できる**糖質**と、消化酵素で消化できない非消化性の**食物繊維**に分けられます。

表4　糖質の種類

種類	特徴
単糖類（これ以上加水分解できない基本的な糖）	
グルコース	アルデヒド基をもつ代表的な六炭糖。全身のエネルギー源となるとともにグリコーゲンに合成され肝臓や筋肉に貯蔵される。果物類や蜂蜜に存在する
フルクトース	ケトン基（C＝O）をもつ六炭糖で、スクロースの構成成分であり、果物類や蜂蜜に含有される
ガラクトース	牛乳の糖質であるラクトースの構成成分である
少糖類（2～10個の糖からなる糖質）*	
スクロース	グルコースとフルクトースが結合したもので、一般に砂糖とよばれている。スクロースを加水分解し、グルコースとフルクトースの混合物になったものを転化糖という
マルトース	グルコースが2個結合したもので、でんぷんの加水分解によって得られる。水飴の主成分である
ラクトース	グルコースとガラクトースが結合したもので母乳や牛乳に含まれる
多糖類（多数の糖からなる糖質）	
でんぷん	グルコースが多数結合したもので、結合状態により枝分かれの多いアミロペクチンと直鎖状のアミロースに分けられる。でんぷんが部分的に加水分解した状態をデキストリンといい、分解の程度により、でんぷん－デキストリン－マルトース－グルコースとなる
グリコーゲン	グルコースが多数結合したもので、アミロペクチンに構造は似ているがやや短い。動物の肝臓や筋肉にエネルギー源として貯蔵される

＊天然に存在する糖の多くは二糖類である

表5　食物繊維の分類

	種類	生理作用	具体例
水溶性 食物繊維 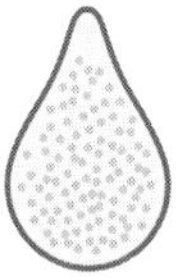	ペクチン グルコマンナン アルギン酸	• 血清コレステロール値の改善 • 腸内細菌叢の改善 • 血糖値上昇抑制	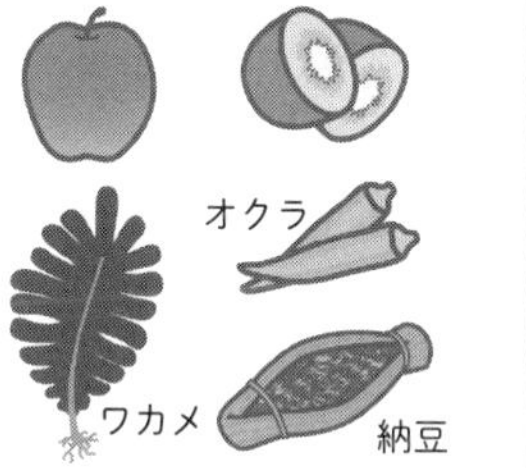
不溶性 食物繊維 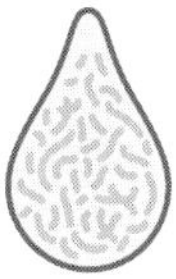	セルロース リグニン キチン	• 便秘の予防および改善 • 血糖値上昇抑制	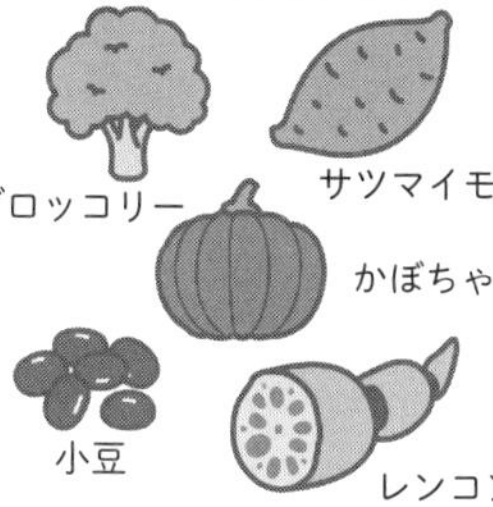

糖質の種類は、単糖の数により、単糖類、少糖類、多糖類に分類されます。**単糖類**には、グルコース、フルクトース、ガラクトースがあり、単糖類が2〜10個程度結合した**少糖類**にはスクロース、マルトース、ラクトースがあります。単糖が10個以上結合したものを**多糖類**といい代表的なものがでんぷんです（**表4**）。炭水化物は、自然界由来のすべての食品に存在しますが、糖質含有量が多いものには、穀類、いも類、果物類、菓子類、嗜好飲料、砂糖、糖質の多い野菜（かぼちゃ、じゃがいも）などがあります。

食物繊維とは、人の消化酵素で消化されない食物成分をいいます。食物繊維は、消化されないために、直接体内に入ることはありません。従来、食物繊維は栄養素ではありませんでしたが、他の栄養素の吸収を調整し、消化管の蠕動《ぜんどう》運動を促進するなど、種々の生理作用があることや**腸内細菌**の発酵により短鎖脂肪酸などのエネルギー産生成分を生み出すことから、栄養素の1つと考えられるようになりました。そこで、食物に含有される成分としては、両方を含んだ炭水化物として表示され、体内に吸収されて種々の代謝に関係する場合は糖質と表現されます。

また、食物繊維は、**水溶性食物繊維**と**不溶性食物繊維**に区別され、生理作用にもそれぞれ特徴があります（**表5**）。食物繊維は穀類、いも類、種実類、豆類、きのこ類、海藻類などに含まれています。

ビタミン──体にとっての潤滑油

ビタミンとは、種々の生理作用に対して補助的な働きをし、体内で合成されないか、合成されても必要量に満たないために、外部より摂取しなければならない有機化合物です（**表6**）。ビタミンは、エネルギー産生栄養素ではなく、体内での物質の合成・分解反応に関与するもので、自動車にたとえれば潤滑油《じゅんかつゆ》に匹敵します。人の体の機能がスムーズに働くよう

表6　ビタミンの種類と主たる作用

種類	生理作用	主な供給源
水溶性ビタミン		
ビタミンB_1（チアミン）	エネルギー産生栄養素の代謝	豚肉、玄米、にんにく
ビタミンB_2（リボフラビン）	エネルギー産生栄養素の代謝	乳製品、卵
ビタミンB_6（ピリドキシン）	アミノ酸代謝	ピーマン、鶏肉
ビタミンB_{12}（コバラミン）	タンパク質や核酸の合成、造血作用	牡蠣、魚類
ナイアシン（ニコチン酸）	糖質代謝	牛肉、魚類
パントテン酸	脂質代謝	米、小麦、鶏肉
ビオチン	脂質の合成、糖質・アミノ酸代謝	卵、乳製品
葉酸（プテロイルグルタミン酸）	タンパク質の合成、造血作用	レバー、キャベツ
ビタミンC（アスコルビン酸）	コラーゲン合成に関与	果物類、じゃがいも
脂溶性ビタミン		
ビタミンA（レチノール）	視力、皮膚、粘膜の健康維持	にんじん、かぼちゃ、レバー
ビタミンD（カルシフェロール）	骨、歯の形成	魚類、きのこ類
ビタミンE（トコフェロール）	脂質の酸化防止、生殖の正常化	アーモンド、大根葉
ビタミンK（フィロキノン）	血液凝固	春菊、納豆

（　）内は代表的な化合物名。パントテン酸とビオチンは化合物名が同じ名称

調整しており、健康のためになくてはならない栄養素であるといえます。ビタミンは水溶性と脂溶性の2群に大別されます。また、ビタミンのなかには、腸内細菌が合成するもの、体内に入ったあとビタミンと同様の効果を発揮するものなどがあり、これらは**プロビタミン**とよばれます。

ビタミンの種類により含有する食品が異なりますが、一般に、牛乳・乳製品、レバー、緑黄色野菜、未精製の穀類に各種のビタミンが豊富に含まれています（**表6**）。また、栄養機能性食品として各種ビタミン剤やビタミンを添加した食品が市販されています。

ミネラル—体を調整し、材料にもなる

ミネラルとは、炭素、水素、酸素、窒素以外の必須元素です。骨や歯などの生体組織の構成成分になる他、種々の生理作用を有しています。体内で合成されないために、外部より摂取しなければならない無機質です。ミネラルは体内に**4%**存在し、比較的多く存在するのがカルシウム、リン、カリウム、ナトリウム、マグネシウムです。一方、少ないのが鉄、亜鉛、銅、ヨウ素、マンガン、セレン、クロム、モリブデンなどでこれらを特別に**微量ミネラル**と

表7　多量ミネラルと微量ミネラルの種類

多量ミネラル	カルシウム、リン、カリウム、ナトリウム、マグネシウム、（硫黄、塩素）
微量ミネラル	鉄、亜鉛、銅、ヨウ素、マンガン、セレン、クロム、モリブデン、（フッ素、コバルト）

（　）内は「日本人の食事摂取基準（2025年版）」において、多量ミネラル、微量ミネラルとして策定されていないもの

よびます（**表7**）。

それぞれのミネラルにより含有される食品は異なりますが、主として未精製の穀類、緑黄色野菜、果物類、レバー、海藻類などに含まれます。

栄養素の種類について、一通り説明しました。次に、これら栄養素の働きやそのバランスが崩れると私たちの体にどんな影響が出てくるのかを説明していきましょう。

タンパク質の働きと欠乏症・過剰症

働き

タンパク質は、体内で多様な役割を担い、その内容は機能性タンパク質、貯蔵タンパク質、それに構造タンパク質に大別できます。筋肉だけではなく、酵素やホルモン、さらに免疫能などにも関係しているのです）。

欠乏症・過剰症

タンパク質は、人体の構成成分であることから、不足すると、成長障害、浮腫《ふしゅ》（※）、腹水、食欲不振、下痢、疲労感、貧血、精神障害、さらに、感染症への抵抗力の低下など種々の障害が出現します。一方、タンパク質の過剰摂取は、腎臓への負担を重くして腎臓の老化を早めたり、腎臓病を悪化させたり、高尿酸血症の誘因となり、体内からのカルシウムの排泄を促進し利用効率を悪くする場合もあります。

タンパク質をどれくらい摂取すればいい？

ところで、私たちが、どのようなタンパク質食品をどのくらい摂取すればよいのかは、重要な課題です。日本人が健康を維持、増進させるために、国（厚生労働省）がエネルギー摂取量や栄養素摂取量を定めたものに**食事摂取基準**があり、この数値をもとに摂取量を換算しています。

男女や年齢などにより違いはありますが、健康な成人の場合、推奨量は、体重1kgあたり約1gとなり、自分の体重のkgをgに変えた量を摂取すれば、タンパク質の不足状態になる危険性はほぼなくなります。

タンパク質を適正に摂取する場合、1日に摂取する量と同時に、タンパク質を構成するアミノ酸には、体内で合成されない必須アミノ酸と、合成される非必須アミノ酸が存在し、その割合が食品により異なることも知っておくとよいでしょう。

脂質の働きと欠乏症・過剰症

働き

脂質の最大の働きは、**高エネルギー源**となることですが、同じようにエネルギー源となるタンパク質や糖質にはないいくつかの特徴があります。

第1は、エネルギー産生量が、糖質やタンパク質が1gにつき**4kcal**であるのに対して、脂質は**9kcal**と多いことです。エネルギー産生量が多いということは同じエネルギー量の食事を摂る場合、**摂取量が少量ですみ消化器への負担が軽くなる**のです。戦前・戦後、日本人の食事は低脂肪・高炭水化物食であったために、大量の食事を摂ることが必要になり、消化器へ

※…浮腫：血液中の体液が血管外に漏れ出て、皮下組織に余分な水分がたまっている状態のこと。むくみともいいます。

の負担が大きく消化障害、胃拡張、胃炎、胃下垂《いかすい》などの胃腸障害が多くみられました。

第2に、脂質は**ビタミンB_1の節約作用**があります。糖質は、酸化されてクエン酸回路に入り、エネルギー源となる過程で補酵素としてビタミンB_1を必要とするのですが、脂質はエネルギーの産生過程でビタミンB_1が必要ありません。

第3は、脂質には単にエネルギー源になるだけではなく、いくつかの生理作用があることです。例えば、リン脂質やコレステロールは、**細胞膜の主要成分**であり、コレステロールは**ステロイドホルモンの前駆物質**となります。また、動物食品に多い飽和脂肪酸は**血中コレステロール**を**上昇**させ、植物油に多い不飽和脂肪酸は血中コレステロールを**低下**させる作用があるのです。魚油に多く含まれるエイコサペンタエン酸（EPA）やドコサヘキサエン酸（DHA）はn－3系脂肪酸とよばれ、血中コレステロールや中性脂肪を低下させるだけでなく、**血小板凝集能抑制効果**により血栓の予防に役立ち、炎症を抑制することから各種炎症性の疾患の予防に有効です。

第4は、脂質にはビタミンA、ビタミンD、ビタミンE、ビタミンKなどの**脂溶性ビタミンの吸収を助長する**働きがあるという点です。

欠乏症

食品が豊富な環境において普通に食事をしている場合、脂質欠乏症は起こり難いですが、極端な油ぬきダイエットを実施した場合や消化器疾患で低脂肪食を長期に実施した場合に起こることがあります。また、一般に貧困層には脂溶性ビタミン欠乏症がみられ、その原因にこれらのビタミンの摂取量が少ないと同時に脂質の摂取量が著しく少ないことがあります。

過剰症

日本人は、戦前・戦後に食糧事情の悪化により、エネルギー、脂質、タンパク質、ビタミン、ミネラルの不足状態に陥りましたが、戦後の食事の欧米化によって栄養状態を改善してきました。特に、脂質と動物性タンパク質の含有量が多い、牛乳・乳製品、肉類、卵類、油脂類の摂取量が増えたことは、日本人の体格や健康状態の改善に大きく貢献しました。しかし、過度な食事の欧米化は、エネルギーや脂質の摂取量が過剰となり、肥満、脂質異常症、糖尿病、脂肪肝などの非感染性疾患の誘因となった面もあります。

糖質の働きと欠乏症・過剰症

働き

消化酵素を有する糖質の主たる働きは、**エネルギー源**となることです。糖質のエネルギー産生量は、種類や含有される食品の違いにより多少異なりますが、アトウォーターのエネルギー換算係数**4kcal/g**が用いられます。つまり、砂糖1gを摂取すると体内で4kcalのエネルギーを産生することになるということです。たった1gの砂糖から4Lの水の温度を約1℃上昇させるエネルギーが産生されることから、人間がいかに効率のよいエネルギー産生をしているかがわかります。

日本人1人1日あたりの炭水化物摂取量は、戦後、減少し続けてはいますが、エネルギー比で**50~60%**となっており、炭水化物は日本人にとって最大のエネルギー源であるといえます。糖質は血糖の維持とグリコーゲンの生成に役立ちます。体内のグルコースは、各臓器の重要なエネルギー源であり、特に脳、神経系、赤血球や腎臓の一部は、通常状態では、グルコースを主たるエネルギー源とします。炭水化物は、栄養素のなかの最大の摂取量ですが、**体内に貯蔵される糖質の量は約300g**にすぎません。食事と人体での構成の割合は異なる

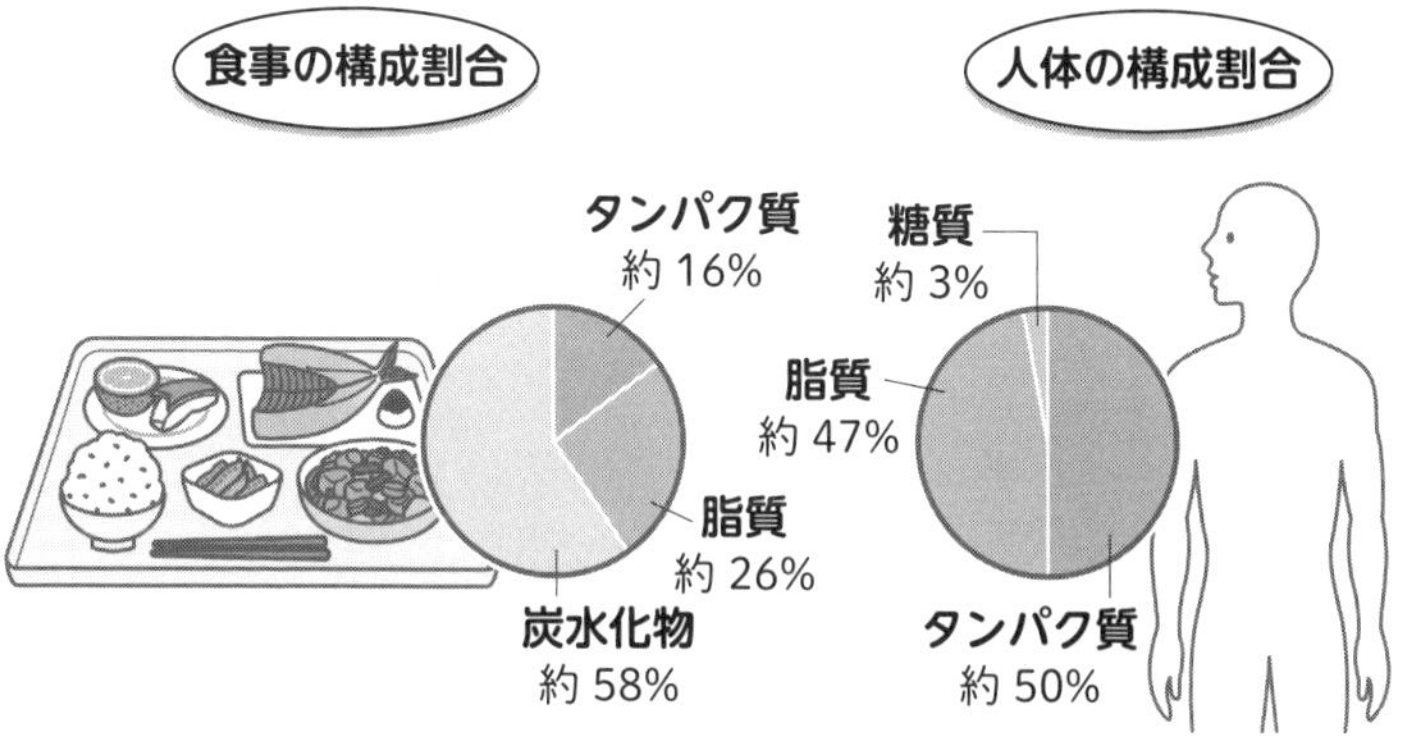

図3　食事と人体のエネルギー産生栄養素の構成割合のちがい

ということです（**図3**）。つまり、大量の体脂肪として貯蔵される脂質と異なり、糖質の体内貯蔵量だけでは、血糖濃度をある一定のレベルに維持できないので、炭水化物は補給し続けなければならないことになります。炭水化物の摂取量が減少して糖質が不足すると、グルコースの供給不足を補うために、**糖新生**が活発になります。糖新生とはタンパク質の分解を亢進してアミノ酸からグルコースへの合成が促進される代謝のことです。したがって糖新生が活発になると摂取タンパク質の利用効率が低下し、筋肉タンパク質の分解も亢進することになります。

欠乏症・過剰症

日本人は、本来、エネルギー源として炭水化物への依存が大きいために、炭水化物食品の摂取量が減少すると、総摂取エネルギーが不足します。総摂取量を維持しようとすると相対的に**高脂肪食**となり、脂肪の過剰摂取の弊害が出現しやすくなるのです。炭水化物の摂取目安として、エネルギー比で**50〜65％**とし、1日の最低摂取を**150g**程度にし、減量のために低エネルギー食とする場合でも、この値以下にはしないことが重要です。一方、炭水化物、特に糖質の過剰摂取は、総摂取エネルギーが増大し、エネルギー過剰状態を起こし**肥満**の原因となります。血糖値や中性脂肪が上昇して非感染性疾患の誘因となります。また、スクロースの過剰摂取が**虫歯**の生成を助長します。

糖質の甘味が食事による嗜好を満足させる働きもあります。個人差はありますが基本的には人間は、味覚のなかで甘味に対する欲求が強いです。糖質の種類によって、甘味度は異なり、スクロースを100とした場合、フルクトースはさらに強く、グルコースやガラクトースはそれより低くなります。

食物繊維の働きと欠乏症・過剰症

働き・欠乏症

従来、繊維質とは消化酵素で消化されないために体内に入ることがないことから、ノンカロリーの非栄養素成分だと考えられていました。食物繊維の一般的特徴は、**抱水性**《ほうすい》、**膨潤性**《ぼうじゅん》、**粘性**、さらに**吸着性**です。抱水性や膨潤性は、食物繊維が水分を抱き込んで膨張する性質であり、食べものの胃内停滞時間を長くし、消化管内移動速度を低下させる作用があります。粘性は物質が拡散するのを抑制する性質であり、この性質も胃内停滞時間や消化管内移動速度に関与しているのです。吸着性は、食物繊維とミネラル、胆汁酸、発がん物質などとの吸着を助長します。

食物繊維は、その特徴により次のような機能をもちます。

- 低エネルギーなので、摂取量が少なくなると、高エネルギー食になる
- 脂肪や糖質の吸収を遅延させるために、食後の血糖や中性脂肪の上昇を抑制する働きをもつ
- 便容量を増大させるため、便の固さが正常化し便通を改善する
- 便通の改善により、腹圧の上昇を抑制して静脈異常や横隔膜ヘルニアを予防する
- 腸内細菌を変化させて、大腸がんを予防する
- 胆汁酸の再吸収を抑制して便への排泄を増大させることから、高コレステロール血症や胆石症を予防する
- 食物繊維の一部が腸内細菌により発酵され、短鎖脂肪酸が生成し、エネルギー源として利用される

摂取量の推移と過剰症

食物繊維の目標摂取量は、成人で1日に**18～21g**以上とされています（「日本人の食事摂取基準（2025年版）」）。日本人の平均摂取量は、1947年には22・4gでしたが、2016年には14・4gまで減少しています。

なお、食物繊維の過剰摂取により、**栄養素の吸収阻害**が起こることがあります。特に、摂取量が不足傾向にある**カルシウム**や**鉄**の吸収障害は問題になるので、何らかの原因で栄養素の消化・吸収能力が低下している場合や骨粗鬆症《こつそしょうしょう》、貧血が心配な場合は、食物繊維の過剰摂取には注意が必要です。

ビタミンの働きと欠乏症・過剰症

ビタミンの働きは多様ですが、一般に水溶性ビタミンの多くは各種代謝の**補酵素**としての役割をもち、脂溶性ビタミンはそれぞれが独自の生理作用をもっています。それぞれのビタミンの主たる働きと欠乏症や欠乏状態、さらに過剰症や過剰状態を整理すると**表8**のように

表8　ビタミンの欠乏症や過剰症

種類	欠乏症や欠乏状態	過剰症や過剰状態
水溶性ビタミン		
ビタミンB_1	脚気、多発性神経炎、ウェルニッケ脳炎、食欲不振、神経障害	—
ビタミンB_2	成長障害、舌炎、口唇炎、口角炎、皮膚炎、角膜炎	—
ビタミンB_6	成長障害、舌炎、皮膚炎、神経炎、てんかん様発作、発疹、貧血	知覚神経障害
ビタミンB_{12}	悪性貧血	—
ナイアシン	ペラグラ	消化器および肝臓障害
パントテン酸	成長障害、体重減少、悪心、めまい、けいれん	—
ビオチン	剥離性皮膚炎	—
葉酸	巨赤芽球性貧血	—
ビタミンC	壊血病、出血、色素沈着	—
脂溶性ビタミン		
ビタミンA	夜盲症、結膜乾燥症、皮膚乾燥症	頭痛、悪心、刺激性亢進、骨の痛み
ビタミンD	くる病、骨軟化症	高カルシウム血症、腎不全
ビタミンE	不妊（動物実験）、赤血球の溶血	—
ビタミンK	血液凝固時間の延長、出血	—

なります。

水溶性ビタミン

■ビタミンB_1（チアミン）

ビタミンB_1は、**エネルギー産生栄養素の代謝の補酵素**として働きます。ビタミンB_1が欠乏すると多発性神経炎、食欲不振、神経障害を起こし、重症な場合は脚気になります。歴史的に、日本人は脚気に悩まされましたが、その原因は、脂質の摂取量が少なくビタミンB_1含有量が少ない白米を大食したことで体内のビタミンB_1が枯渇し、エネルギーの生成が困難であったことだと考えられています。脚気には浮腫型、神経型、心臓型があり、浮腫型は浮腫が足からはじまり全身に広がり、神経型は手、足、口にしびれが起こり、最終的には歩行困難となります。心臓型は動悸、息切れ、胸痛、心臓の衰弱が起こって最終的には死に至ります。穀類そのものにはビタミンB_1は多く含まれますが、胚芽や外皮に多いために、精米すると含有量が減少し、ビタミンB_1の摂取量は著しく少なくなります。現在、日本人の多くは肉類、豆類、卵類、牛乳・乳製品の摂取量が増え、ビタミンB_1を多く摂取することができるようになりました。しかし、著しく偏食がある場合や食事療法により長期に食品選択が偏った場合に、ビタミンB_1不足のリスクが高くなることがあります。

■ビタミンB_2（リボフラビン）

ビタミンB_2は、**エネルギー産生栄養素の代謝の補酵素**になります。小児、妊産婦、授乳婦は、ビタミンB_2が不足する傾向があるので注意が必要です。ビタミンB_2が欠乏すると口内炎（口唇炎、口角炎、舌炎）、皮膚炎、角膜炎、さらに成長障害などが起こります。ビタミンB_2は食品に広く含有されますが、肉類（特にレバー）、豆類、牛乳・乳製品、卵類、緑黄色野菜などに多いです。

■ビタミンB_6（ピリドキシン）

ビタミンB_6は、**アミノ酸代謝の補酵素**になります。ビタミンB_6が欠乏すると成長障害、舌炎、皮膚炎、神経炎、てんかん様発作、発疹、貧血などが起こります。通常の食事で過剰症になることはあまりないですが、サプリメントでの長期間にわたる大量摂取は知覚神経障害を引き起こします。ビタミンB_6は、多くの食品に含まれますが、特に卵類、大豆、肉類に多いです。

■ビタミンB_{12}（コバラミン）

ビタミンB_{12}は、**タンパク質や核酸の合成**や**造血作用**に関与します。ビタミンB_{12}が欠乏すると悪性貧血（※）になります。ビタミンB_{12}は、肉類（特にレバー）、卵類、牛乳・乳製品や海藻類に多く含まれています。

■ナイアシン（ニコチン酸）

ナイアシンは、**酸化還元反応**に関与します。ナイアシンが欠乏すると、ペラグラ（皮膚炎、下痢、神経障害）が起こり、皮膚粘膜の炎症、下痢、精神障害が出現します。通常の食事で過剰症になることはあまりないですが、サプリメントでの大量摂取は消化器や肝臓の障害を引き起こします。ナイアシンは、肉類（特にレバー）、落花生、豆類に多く含まれます。

■パントテン酸

パントテン酸は、糖質、脂質、タンパク質の代謝に関与する**アセチルCoA**の成分です。パントテン酸が欠乏すると成長障害、体重減少、悪心（吐き気）、めまい、けいれんなどが起こります。パントテン酸は、卵類、落花生、牛乳・乳製品、肉類（特にレバー）などに多く含まれます。

■ビオチン

ビオチンは、糖質代謝、脂肪酸合成、アミノ酸代謝に関与する**カルボキシ基転移酵素の補酵素**として働きます。ビオチン欠乏症には皮膚炎、結膜炎、脱毛、舌炎、筋肉痛、食欲不振などがみられます。ビオチンは、さまざまな食品に含有しますが、肉類（特にレバー）、豆類、卵類などに含まれます。

■葉酸（プテロイルグルタミン酸）

葉酸は、**タンパク質の合成**に必要であり、**造血作用**に関与しています。葉酸が欠乏すると巨赤芽球性貧血《きょせきがきゅうせいひんけつ》（※）を起こします。葉酸は、緑黄色野菜、肉類（特にレバー）、魚介類に含まれます。

■ビタミンC（アスコルビン酸）

ビタミンCは、細胞内の**酸化還元状態の保持**に関与しています。ビタミンCが体内で合成できないのは人間とサルとモルモットであり、これらは、野菜類、果物類からビタミンCを摂取する必要があります。食品中のビタミンCには酸化型と還元型があり、両者ともにビタ

※…悪性貧血：巨赤芽球性貧血（後述）の一種。ビタミンB_{12}欠乏によりＤＮＡの合成障害が起こり、正常な赤芽球の産生が不可能になり、巨赤芽球となることによる貧血です。ビタミンB_{12}は、吸収の際、胃壁から分泌される内因子が必要であり、悪性貧血では、何らかの原因で内因子が消滅してビタミンB_{12}が吸収されなくなります。当時、治療法がなかったことから悪性とよばれるようになりました。

※…巨赤芽球性貧血：ビタミンB_{12}か葉酸の欠乏により、ＤＮＡの合成が阻害され、赤芽球が正常に産生されず、異常に巨大化する貧血です。症状として舌炎、深部知覚低下などがみられます。

ミンCとしての役割を果たしますが、還元型の方が効力は高いです。ビタミンCは、アミノ酸代謝やタンパク質代謝の補酵素となり毛細血管、歯、骨、結合組織の作用に関与しています。ビタミンCが欠乏すると歯肉、皮膚から出血しやすくなります。そのために歯が抜けやすくなる、貧血を起こす、疲れやすくなる、精神的障害を起こすなどといったことが起こるのです。ビタミンCは、野菜類、果物類、じゃがいもに多く含まれます。ビタミンCは、加熱と酸化に弱く調理により破壊されやすいので、ビタミンCを摂取するには生で食べることがすすめられます。

脂溶性ビタミン

脂溶性ビタミンは、脂質に溶けやすく水に溶けにくい性質をもつため、過剰に摂取すると肝臓や脂肪組織に蓄積し、過剰症を引き起こすため注意が必要です。

■ビタミンA（レチノール）

ビタミンAとは、体内で**レチノール**として作用する化合物の総称です。ビタミンAは、**目の機能**との関係が深く、角膜に存在するロドプシンはビタミンAから生成されて暗いところでものを見る作用をもっています。したがって、ビタミンAが欠乏すると明暗順応が低下して夜盲症になります。また、ビタミンAの欠乏により目の角膜が乾燥する角膜乾燥症や皮膚が乾燥して湿疹ができる皮膚乾燥症になりやすいです。粘膜の抵抗性が低下すると、各種の感染症にかかりやすくなります。ビタミンAが欠乏すると腎臓、消化器、骨や歯の機能も低下します。

レチノールは動物食品のみに含まれますが、植物の黄赤色の色素であるカロテノイドは、動物の体内でビタミンAに変換されて効力を発するのでプロビタミンA（ビタミンAの前駆物質）といわれ、α-カロテン、β-カロテン、γ-カロテンがあります。これらのなかで、β-カロテンが最もビタミンAとしての作用を有していますが、その作用はビタミンAの12分の1の効力です。一方、ビタミンAを大量に摂取すると肝臓や脂肪組織に蓄積し、頭痛、悪心、刺激性亢進、骨の痛みなどを起こすことがあります。ビタミンAは、牛乳・乳製品、卵類、肉類（特にレバー）、緑黄色野菜・果物類に多く含まれます。

■ビタミンD（カルシフェロール）

ビタミンDは、**カルシウムやリンの腸からの吸収**、腎尿細管での**再吸収を促進**し、さらに**骨形成の促進**に関与します。細胞膜の安定化に作用し、歯や骨の形成をよくする作用があります。植物性食品のプロビタミンDをエルゴステロール、動物性食品のプロビタミンDを7-デヒドロコレステロールといい、これらは日光の紫外線の作用によりビタミンDとして働きます。ビタミンDの欠乏が成長期の子どもに起こるとくる病（※）を発症し、成人に起こると骨軟化症になります。過剰症としては、高カルシウム血症、腎不全を生じます。ビタミンDは魚介類やきのこ類に多く含まれます。

■ビタミンE（トコフェロール）

ビタミンEは、酸化を抑制する**抗酸化作用**を有し、ビタミンAや多価不飽和脂肪酸などの酸化を抑え、ビタミンE自体は酸化されてその効力を失います。ビタミンEは、生殖の正常化を行い、欠乏すると不妊、生殖不能になります。ビタミンEは細胞膜の安定化に作用するために、欠乏すると赤血球の溶血も起こります。植物油、穀類、豆類などに多く含まれ、α-トコフェロールが最も多いです。

■ビタミンK（フィロキノン）

ビタミンKは、**カルシウム代謝**に関与し、**血液凝固**や**骨の維持**の働きをします。ビタミンKが欠乏すると血液凝固に時間がかかったり、出血が起こります。ビタミンKは野菜類、豆類、肉類、卵類、海藻類に多く含まれます。

表9　ミネラルの主な働き

働き	関与するミネラル
1）骨や歯など硬組織を形成する	カルシウム、リン、マグネシウムなど
2）タンパク質や脂質の成分となる	リン、鉄など
3）浸透圧の調整、酸・塩基平衡、筋肉・神経などの刺激に関与して生体機能の調節を行う	カルシウム、リン、カリウム、ナトリウム、塩素など
4）酵素の補助因子やホルモンの成分となる	マグネシウム、銅、亜鉛、マンガンなど

ミネラルの働きと欠乏症・過剰症

ミネラルは、それぞれに種々の働きがありますが、主として４つの内容に整理できます（**表9**）。つまり、ミネラルは、**硬組織の形成**、**タンパク質や脂質の成分**、**生体機能の調整**、さらに酵素の**補助因子やホルモンの成分**となるのです。個々のミネラル別に、その特徴を整理すると**表10**のようになります。

※…くる病：骨の石灰化障害の小児期の病態をくる病とよびます。

表10　ミネラルの欠乏症や過剰症

種類	欠乏症や欠乏状態	過剰症や過剰状態
多量ミネラル		
カルシウム（Ca）	骨や歯の形成障害、成長障害、骨粗鬆症、くる病	結石、ミルクアルカリ症候群
リン（P）	骨や歯の形成障害	骨軟化症
カリウム（K）	疲労感、脱力感、高血圧症	高カリウム血症
ナトリウム（Na）	食欲低下、悪心、嘔吐、意識障害、けいれん	高血圧症
マグネシウム（Mg）	骨や歯の形成障害、虚血性心疾患	下痢
硫黄（S）	成長障害	—
塩素（Cl）	疲労感	下痢、嘔吐
微量ミネラル		
鉄（Fe）	貧血	ヘモクロマトーシス
亜鉛（Zn）	成長障害、味覚喪失、腸性肢端皮膚炎症、下痢、血糖上昇	—
銅（Cu）	メンケス病、貧血	ウイルソン病
マンガン（Mn）	骨の形成障害	—
セレン（Se）	克山病	爪の変形、悪心、頭痛
クロム（Cr）	耐糖能障害	—
モリブデン（Mo）	成長障害	—
ヨウ素（I）	甲状腺腫	甲状腺機能亢進、甲状腺腫

多量ミネラル

■カルシウム

カルシウムは、人体で最も多い無機元素であり、多くが骨と歯に含まれています。体液中のカルシウムは、微量ですが**酸・塩基平衡**、**筋肉の収縮**、**血液凝固**、**浸透圧の維持**、**神経の伝達**など重要な役割を担っています。血中のカルシウム濃度が低下すると、手足にけいれんが起きテタニー（手足に起きるしびれ）状態となります。慢性的に欠乏すると下痢を起こし、ビタミンD欠乏を伴って、成長障害、くる病、さらに骨粗鬆症を引き起こします。カルシウム欠乏症は、副甲状腺ホルモンの欠乏によって起こることもあります。カルシウムは、牛乳・乳製品、小魚、緑黄色野菜、海藻類と食品に広く分布していますが、しばしば不溶性の形で存在しているので、吸収されにくいことがあります。一般に、乳汁や骨のカルシウムは吸収がよく、タンパク質食品やビタミンDと一緒に摂ると吸収はよくなります。逆に、カルシウムに対してリンの割合が高すぎると吸収は悪くなります。過剰症としては、泌尿器系結石、ミルクアルカリ症候群を生じます。

■リン

リンは、カルシウムに次いで人体に多く含まれ、約80％は骨や歯に含まれています。リンは、リン酸塩として組織や細胞に存在し、**浸透圧の維持**、**酸・塩基平衡の維持**にも関与しています。また、ＤＮＡやＲＮＡなどの核酸、細胞膜の構成成分であるリン脂質、ＡＴＰの構成元素です。リンは、穀類、豆類、牛乳・乳製品、卵類、肉類など広く分布し、普通の食事をしていれば欠乏することはほとんどありません。欠乏すると骨や歯の形成障害が起こります。一方、過剰症としては骨軟化症を生じます。

■カリウム

カリウムは、細胞内液や赤血球に多く存在し、**浸透圧の維持**、**酸・塩基平衡の維持**、**筋肉運動**、**神経伝達機能**などに関与しています。カリウムは、食品に広く分布するために、通常の食事をしている限り急性期の欠乏症を起こすことは稀です。しかし、下痢、嘔吐をくり返す場合や利尿剤を使用したときにカリウム欠乏症が起こり、行動異常や神経・伝達障害が出現します。また、野菜類、果物類などの慢性的不足状態でカリウム欠乏状態になる場合は、疲労感、脱力感、さらに血圧の上昇がみられます。過剰症としては、高カリウム血症（不整脈、嘔吐など）を引き起こします。

■ナトリウム

ナトリウムは、細胞外液に主として存在し、**水分代謝**や**酸・塩基平衡**に関与しています。

また、ナトリウムは糖質やアミノ酸が吸収される際の能動輸送系にも関与し、細胞内のカリウムとの濃度を適度に維持しています。激しい下痢や発汗のときにナトリウム欠乏症を起こすことがあり、食欲低下、悪心、嘔吐、意識障害、けいれんなどを起こします。日本人は、一般に塩分が多いものを好んで食べる食習慣があるためにナトリウムが欠乏することは稀で、むしろ減塩によりナトリウムの摂取量を減らすことが必要です。高血圧症、脳卒中、心筋梗塞、さらに胃がんに対する減塩の予防効果が多くの研究で明らかにされています。ナトリウムは、食塩、醤油、味噌、魚介類や肉類の塩蔵類、漬物などに多く含まれています。

■マグネシウム

マグネシウムは、骨に多く存在して、**神経機能**、**筋肉の収縮や緩和**、**エネルギー代謝**、さらに**ホルモンの分泌**などに関与しています。マグネシウムが欠乏すると、カルシウム代謝が障害を受け、骨の形成にも障害が起きやすくなります。また、循環器の機能に障害が起こり虚血性心疾患が起こりやすくなります。一方、過剰に摂取すると下痢を引き起こします。マグネシウムは、穀類と野菜類に多く含まれています。

■塩素

塩素は、ナトリウムとともに細胞外液に存在し、**浸透圧**や**酸・塩基平衡**に関与しています。

また、塩素は**胃液の成分**となり、ペプシンの活性化をする働きがあります。塩素は、塩化ナトリウム、つまり、食塩の形で食品中に存在します。塩素が欠乏すると疲労感を、過剰に摂取すると下痢を引き起こします。

微量ミネラル

■鉄

鉄は、血液の**ヘモグロビンの成分**として**酸素の運搬**に関与し、**エネルギー産生**や**酸化還元酵素の成分**にもなります。鉄の摂取量が不足するとヘモグロビンの生成障害が起こり鉄欠乏性貧血の原因になります。貧血が起こるとめまい、耳鳴り、顔面蒼白、動悸が起こりやすくなります。一方、過剰に摂取するとヘモクロマトーシス（※）を引き起こします。鉄は、肉類（特にレバー）、魚介類、緑黄色野菜、卵類などに多く含まれ、動物性食品に含まれる鉄の方が植物性のものに比べて吸収がよいです。また、動物性タンパク質やビタミンCと一緒に摂取した方が鉄の吸収はよくなります。

■亜鉛

亜鉛は、**細胞の増殖・成長**に関与し、各種酵素や**インスリンの成分**でもあります。亜鉛が欠乏すると成長障害、味覚喪失、下痢、血糖上昇を起こしやすくなります。亜鉛は、牡蠣に多く含まれます。

■銅

銅は、筋肉や骨、肝臓に存在し、**エネルギー生成**や**鉄代謝**、**神経伝達機能**に関与しています。また**酸化酵素の構成成分**です。先天的な銅欠乏症としては、メンケス病があげられます。メンケス病とは、腸管での銅輸送に障害があり、摂取した銅が腸粘膜に蓄積し、体内に輸送されない遺伝性疾患のことです。銅を吸収することができないため、知能低下、発育遅延、中枢神経障害などを引き起こします。後天的な銅欠乏症としては、貧血、脊髄神経系の異常などがあります。過剰症としては、胆汁への銅排泄障害によるウイルソン病があげられます。肝臓から胆汁へ銅を排出できないため、肝機能障害、神経障害などを生じます。銅は、米や小麦、レバーに多く含まれています。

■ヨウ素

ヨウ素は、甲状腺から分泌される**チロキシンというホルモンの成分**です。ヨウ素は海藻類

※…ヘモクロマトーシス：体内の鉄の蓄積が過剰になり、肝臓や心臓、甲状腺で臓器障害を引き起こします。

に多く含まれているので、海藻を常食する日本人に欠乏状態はみられませんが、海藻を摂取しない多くの国々では、欠乏症として甲状腺腫がみられるのです。

■マンガン

マンガンは、骨や肝臓などに存在し、**骨の形成**、**代謝**に関与しています。また、マンガンは、**アルギナーゼ**や**ピルビン酸脱炭素酵素**、**マンガンスーパーオキシドジスムターゼの構成成分**です。通常の食事をしていれば、マンガン欠乏症・過剰症が起こる可能性は低いですが、欠乏症状としては骨の形成障害、成長障害などがあります。マンガンは、米や小麦、緑茶に多く含まれています。

■セレン

セレンは、**グルタチオンペルオキシダーゼの構成成分**で、体内の**酸化防御**に関与しています。セレンも通常の食事をしていれば、欠乏症・過剰症が起こる可能性は低いですが、欠乏症としては心筋障害を起こす克山病《けしゃんびょう》があげられます。また、セレン過剰症は、爪の変形、下痢、悪心、頭痛などがあります。セレンは肉や野菜などの食材に含まれており、特に魚介類に多く含まれています。

■クロム

クロムは、**糖代謝**と**脂質代謝**に関与しており、インスリンの作用を増強させる**クロモデュリンの構成成分**です。通常３価クロムと６価クロムがあり、食品に含まれるのは３価クロムです。クロムは、加齢とともに体内の含有量が減少しますが、通常の食事で欠乏症・過剰症が起こることは稀です。欠乏症としては、血糖値が高くなったとき正常値まで下げる耐糖能の低下があげられます。クロムはレバーや穀類に多く含まれています。

■モリブデン

モリブデンは、骨や皮膚、肝臓に多く存在しており、**キサンチンオキシダーゼ**、**アルデヒドオキシダーゼなどの構成成分**です。モリブデンの欠乏症・過剰症は稀ですが、欠乏すると成長障害が生じます。モリブデンは穀類、豆類に多く含まれます。

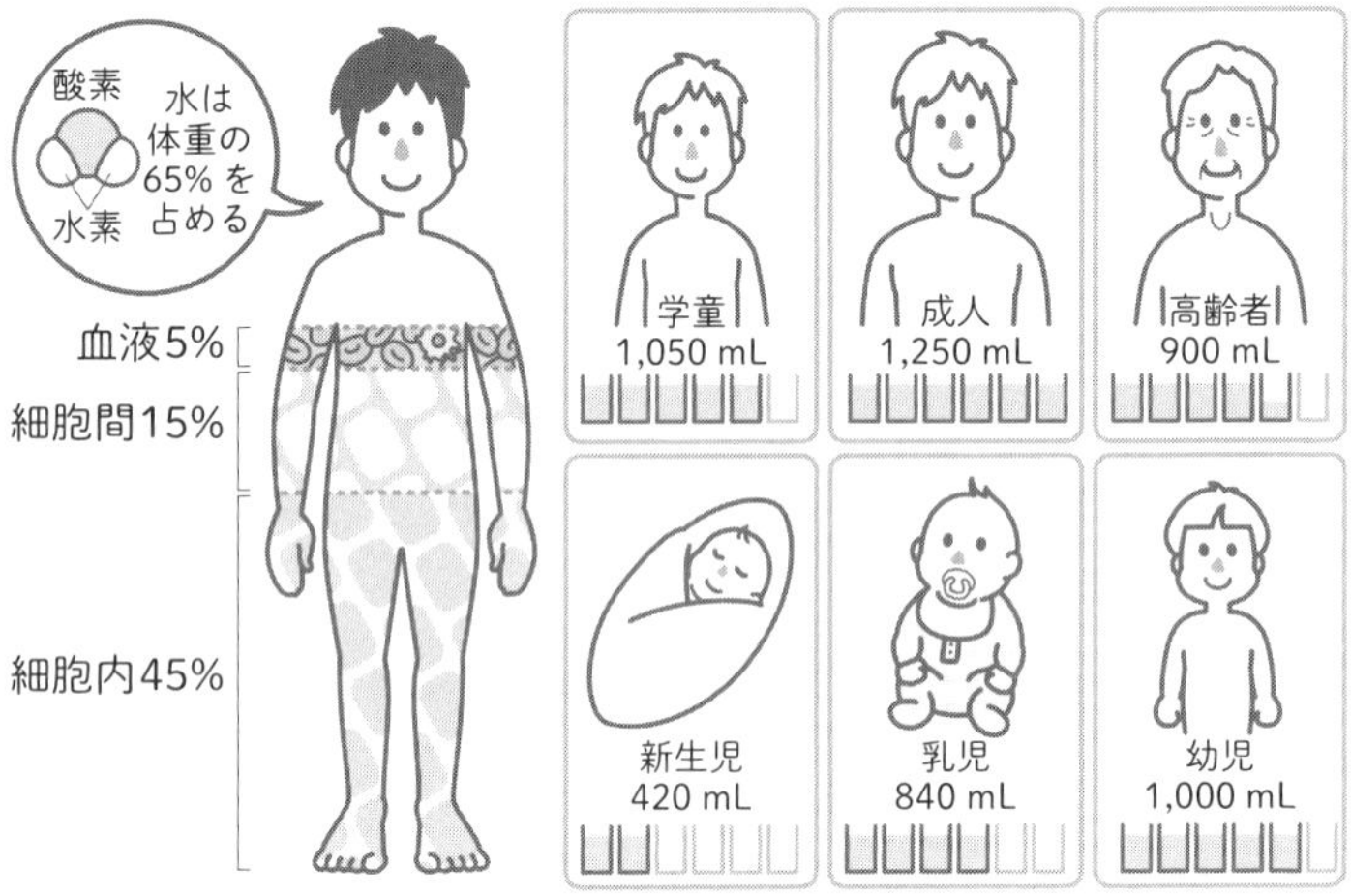

図4　成人の水区分と年齢ごとの水分摂取量の目安

水の働きと摂取量

水の働き

水は酸素と水素の化合物で、成人では体重の約60％を占めます。このうちの40％は細胞内に、15％は細胞間に、そして残りの5％が血液中に存在します（**図4**）。細胞間液と血液を合わせて**細胞外液**といいます。水は一般には栄養素には含まれませんが重要な物質であり、体内水分の10％を失うと機能障害が生じ、20％を失うと死を招きます。水には次のような働きがあります。

- 血液の主成分（約80％）として、種々の成分を組織に運び、逆に各組織からの不要物質を体外に排出する

- 成分を溶解することにより、各種反応の媒体となる
- 電解質を溶解し、そのバランスを維持する
- 浸透圧の平衡を保ち細胞の形態を保つ
- 発汗作用により体温調節をする

水分の摂取不足によって起こる脱水症状には、疲労、食欲不振、めまいやふらつき、頭痛や嘔吐が起こります。重度の症状になると意識障害やけいれん、昏睡や錯覚、幻覚などの精神症状を引き起こします。夏の水分不足には、**熱中症**を起こす場合もあります。

水の適正な摂取量

摂取された水分は小腸、大腸より吸収され、体内で代謝され、腎臓から尿として、消化管から消化液として、肺から呼気として、さらに皮膚から汗や**不感蒸泄**（※）として排泄されます。

水の摂取量は、基本的には1日の消費量と同量とされます。成人男性の場合、水の１日の消費量は、尿から１５００㎖、不感蒸泄から９００㎖、さらに便から１００㎖の計２５００㎖

※…不感蒸泄：無自覚のままに皮膚から蒸発する水、呼気に含まれる水。

となります。水分摂取量には、食事から摂取できる水分量は約1000㎖、体内で産生される水分量が約200㎖なので、成人の場合、1日に飲料水として意識的に摂取すべき水分量は、約1000〜1300㎖となります。このように計算した年齢別の水分摂取目安量は**図4**のようになります。

第3章 栄養素の生理

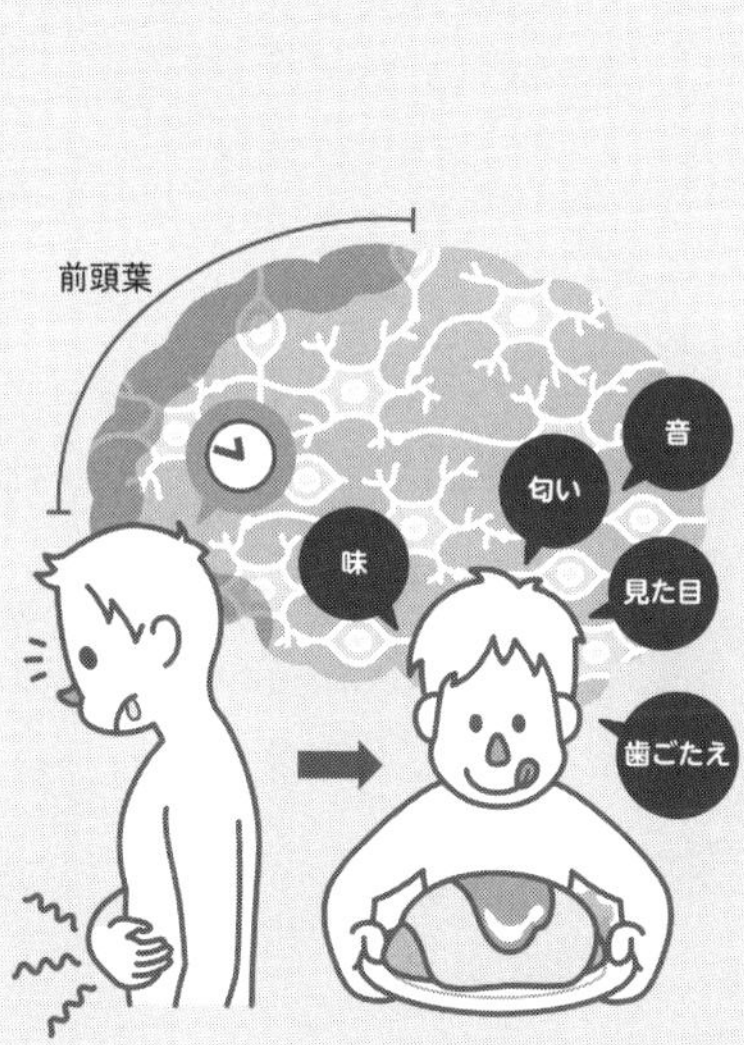

本章では、食物の摂取における食欲中枢とその調節の役割や、食物の消化、栄養素の吸収、排泄の方法、さらに各栄養素の代謝について学んでみましょう。そうすれば、栄養素がどのようにして体内に入り、体内でどのように変化し、生命を維持するうえで、どのような役割をなしているかを知ることができます。

食物の摂取

人のような霊長類は、草食動物や植物に比べて、生命活動に必要な成分を、体内で生産し、貯蔵する能力が劣っています。そのために、生体の構成成分やエネルギー源、さらに各種の代謝物質を体外から取り入れなければなりません。人は、食事を摂取すべき時間になれば空腹感を覚え、外界から飲食物を適正に摂取するための食欲が湧き、味覚を発達させたことで、飲食をおいしく快適に感じる機能を備えています。

食欲中枢とその調整機能

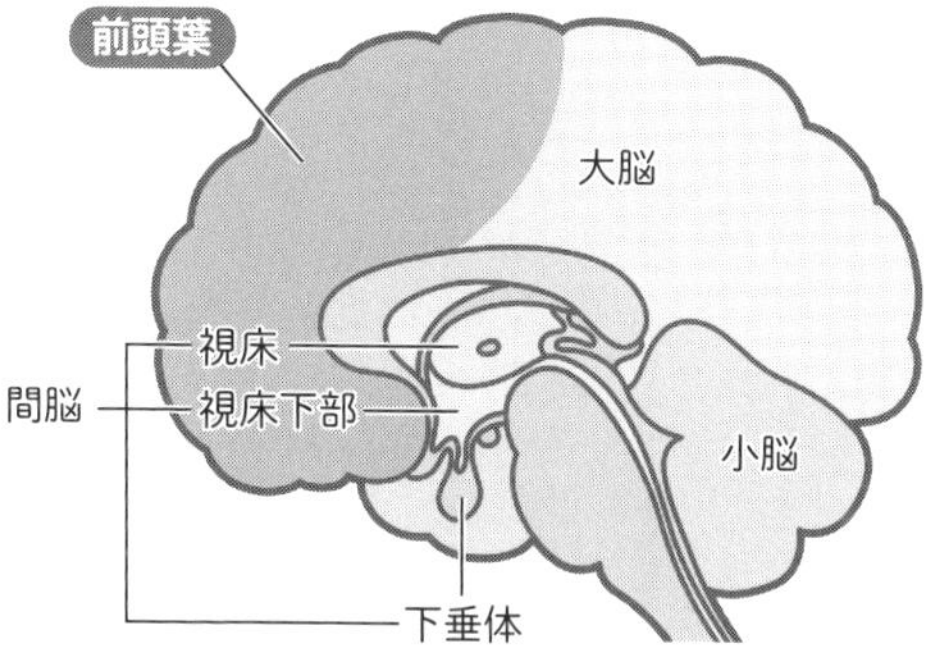

図1　脳の構造

まず、脳の話をします。間脳の上半部を**視床**、下部を**視床下部**といい、そのさらに下に**下垂体**があります（**図1**）。視床下部には、食欲を生理的にコントロールする**食欲中枢**が存在します。食欲中枢には、食物の摂取を促す**摂食中枢**と、満腹感を発生して摂食を抑制する**満腹中枢**があります。人間は、食前に空腹感を、食後に満腹感を覚えます。食前に食欲を感じて食事を続け、ある程度まで食べると満腹になり、適当なところで自然に食事を摂るのを終了することができるのです。このように食物の摂取量のバランスが維持できるのは、食欲中枢の働きが大きいのです。しかし、人の食欲全体を制御している最高司令塔は、この食欲中枢ではなく、さらに大脳の一番前にある部分である**前頭葉**に存在しています（**図1**）。前頭葉では、人間の思考、情緒などにかかわる高次元な精神活動が営まれており、視覚、味覚、触覚、嗅覚、聴覚などの情報を伝える神経のネットワークが形成されています。精神的に安定していると、この精神ネットワークの影響を受けて食欲中枢が正常に働き、摂取量は適正に管理されますが、精神活動が不安定なときには、食欲中枢の調整機能が低下して、著しい食欲低下が起こり、逆にやけ食いや気晴らし食いが起こります。

空腹感とはなにか

そもそも「空腹感」とはなんなのでしょう。じつは、固形の食物に対する欲求の表れを**空腹感**といいます。空腹感は摂食中枢の興奮によって起こり、次の因子が関与します。

胃の収縮運動

胃内がからっぽの状態になると、約30秒間持続する周期的な**収縮運動**が起こります。これは、**飢餓収縮**といわれるもので、迷走神経を通して摂食中枢に伝えられ、これにより空腹感を覚えます。断食して3日ぐらい経過すると、胃の内容物がないにもかかわらず空腹感はなくなります。栄養状態が低下して胃の運動が鈍くなるからです。また、空腹時に水を飲んだり精神的に緊張したりすると飢餓収縮が起こらなくなり、空腹感はなくなります。ビタミンB_1不足でも、胃の収縮運動が低下して、空腹感が起こりにくくなるのです。

食物を十分に摂ると、分泌された胃液によって胃が伸張して、この刺激が迷走神経を通して満腹中枢に伝えられて摂食中枢を抑制し、空腹感はなくなります。しかし胃を切除して、迷走神経が切断されていても満腹感を覚えることから、胃の伸張だけが食欲の基本的な要因ではないといえます。

血糖値と遊離脂肪酸

食後、血糖値が上昇すると、グルコースの刺激により満腹中枢が興奮して**満腹感**を覚えます。満腹中枢から、十分なエネルギーが補給されたという情報が体内に伝えられて、摂取を停止するようになります。逆に、食後時間が経過して、体内のエネルギーが消費されると血糖値が低下し、それを補うために体脂肪が分解されて**遊離脂肪酸**が放出されます。血液中の遊離脂肪酸の刺激により摂食中枢が興奮すると空腹感を覚え、摂食を促すようになるのです。

ホルモン

インスリンはグルコースの利用を促進するホルモンで、グルコースの濃度の変化から摂食中枢、満腹中枢の双方に、間接的かつ直接的に作用します。**エストロゲン**は女性ホルモンの一種で、女性の性周期と食事摂取量との関係に影響を与えていると考えられています。**レプチン**は脂肪細胞から血中に分泌されるペプチドホルモンで、視床下部へ作用することで摂食の抑制やエネルギー消費を促進します。**グレリン**は胃から分泌され迷走神経によって視床下部へ伝わり、摂食を促進するペプチドホルモンです。

温度

冷気に触れて寒さを感じると、その刺激が摂食中枢に伝わり、食欲が増進します。寒さに対する適応現象です。逆に、夏場や発熱によって体温が上昇すると食欲中枢は抑制されて、食欲は減退します。

食欲と空腹感は別物

食欲と空腹感は関連していますが、同意義ではありません。**食欲**とは、摂食への生理的欲求ですが、空腹感は空腹の感覚です。空腹感が存在しても、その食物に対する過去の経験や情緒、感情によって食欲が起こらないことがあります。また、具体的に見たもの（視覚）、嗅いだもの（嗅覚）、聞いたもの（聴覚）、さらに実際に食べたもの（味覚）によっても食欲が増大したり減退したりします。逆に、空腹感がなくても食後にデザートを食べられるように、食べたいと思うものには食欲を感じて食べることができます。

例えば、人間は視覚的に美しいものを好むため、料理に自然の情緒を取り入れたり、色や形、さらに食器などを美しく整えたりすることが食欲を増大させるのに有効です。嗅覚には個人差があり、通常の感覚では嫌な匂いであっても、個人の嗜好により食欲を増すこともあります。また、音楽、照明、天候、風、さらに共食者などの食環境にも食欲は影響を受けます。

人間の食欲に影響を与える因子には次のようなものがあります。

- 空腹感や満腹感

- 健康状態、精神状態
- 性別、年齢
- 食習慣や嗜好
- 食物の物理的・化学的性状（味、見た目、香り、鮮度）
- 食環境（天候、温度、湿度、雰囲気、照明）

味覚

味覚とは、食物の物理的・化学的性状に対する感覚で、主として舌の味蕾《みらい》中の味細胞（**図2**）で感受され、**甘味**《かんみ》、**酸味**、**塩味**《えんみ》、**苦味**、**うま味**の5種類が存在します。この他に辛味、渋味、あぶら味などがありますが、これらは、一種の痛覚や触感と考えられています。味覚は鈍くなりやすく、相互に作用して味覚を増大するものと打ち消すものがあります。

甘味は、甘さに対する感覚です。自然界の代表的甘味はスクロースであり、その他、アミノ酸や人工甘味料のアステルパーム、サッカリンなどがあります。

酸味は、酸っぱさに対する感覚です。水素イオンを解離する物質に酸味があります。代表

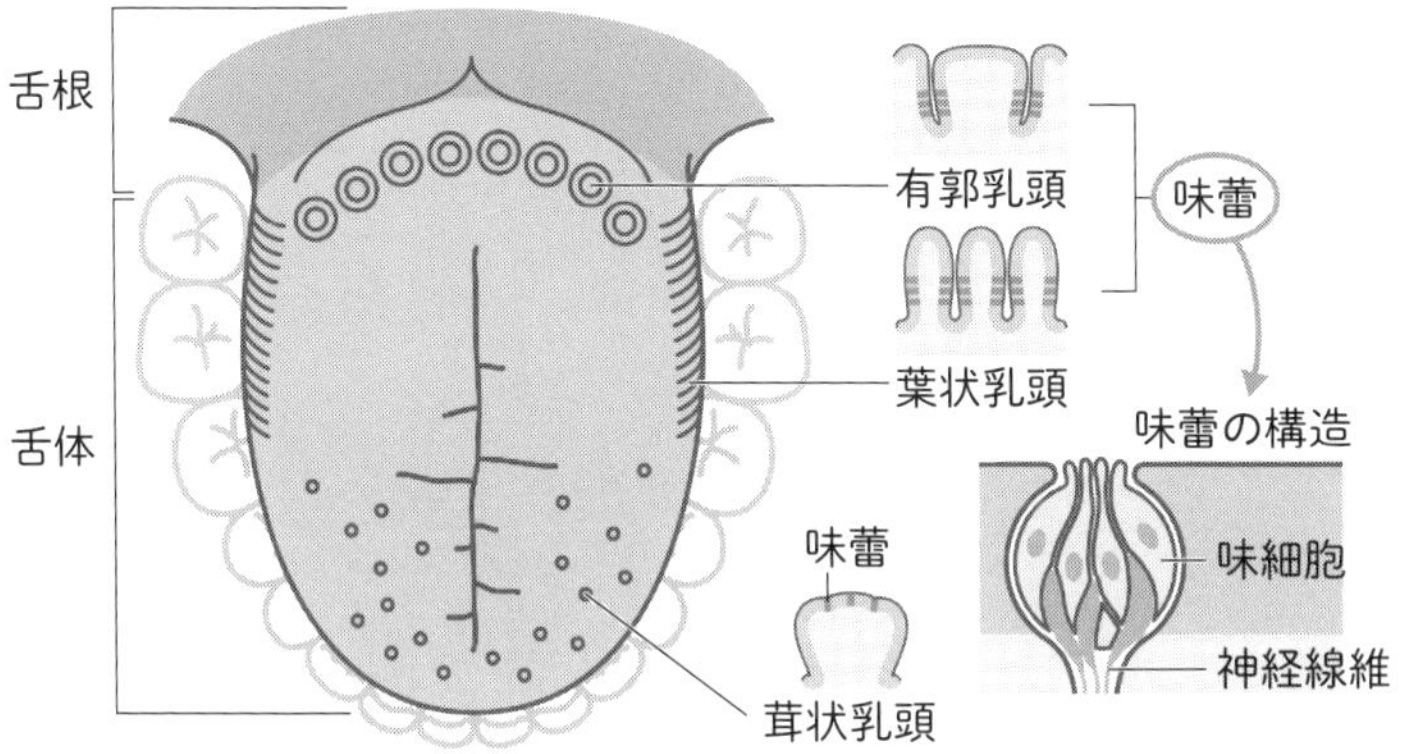

図2　舌の構造

的な酸味に有機酸があり、その例として、クエン酸、酒石《しゅせき》酸、乳酸、リンゴ酸などがあります。

塩味は、中性塩に対する感覚です。**食塩**が代表的な食品です。食塩はナトリウムと塩素の化合物で、塩っぽさの成分は塩素であり、ナトリウムには血圧を上げる作用があります。

苦味は、苦さに対する感覚です。苦味の成分は、カルシウム塩やマグネシウム塩のような無機塩類です。ビール、チョコレート、コーヒーなど、嗜好品の味を際立たせる役割を果たしています。

うま味は、旨さに対する感覚です。昆布や醤油のグルタミン酸、かつお節のイノシン酸などが、うま味の成分です。

栄養感覚による摂取量の調整

栄養感覚とは、栄養素の摂取に関係する総合的な感覚のことです。人間の食欲は、単にお腹がすくから発生するのではなく、視覚、味覚、触覚、嗅覚、聴覚などの**局所性栄養感覚**と空腹感、満腹感、口渇感、さらに嗜好などの**全身性栄養感覚**が総合的に作用して発現しています（**図3**）。食欲旺盛で過食状態にある場合や、逆に食欲不振で低栄養にある場合は、このような多様な要因を総合的に調整する必要があります。

例えば、心身に障害が起こると、一般に食欲不振になります。このことから、食欲の有無が健康状態や疾病状態のレベルの目安になっているのです。食欲不振の原因は、食べ過ぎ、酒類や刺激物の過剰摂取、運動不足、過労、不眠、栄養欠乏状態など生理的なものから、精神的な落ち込みや悩みごとなど心理的なものまでと多様です。また、傷病者や高齢者にみられるように、全身や臓器の機能低下や異常、食欲不振症、さらに薬物の副作用による食欲不振のこともあります。食欲不振の原因を明らかにし、原因を除去、軽減させることが最も重要です。

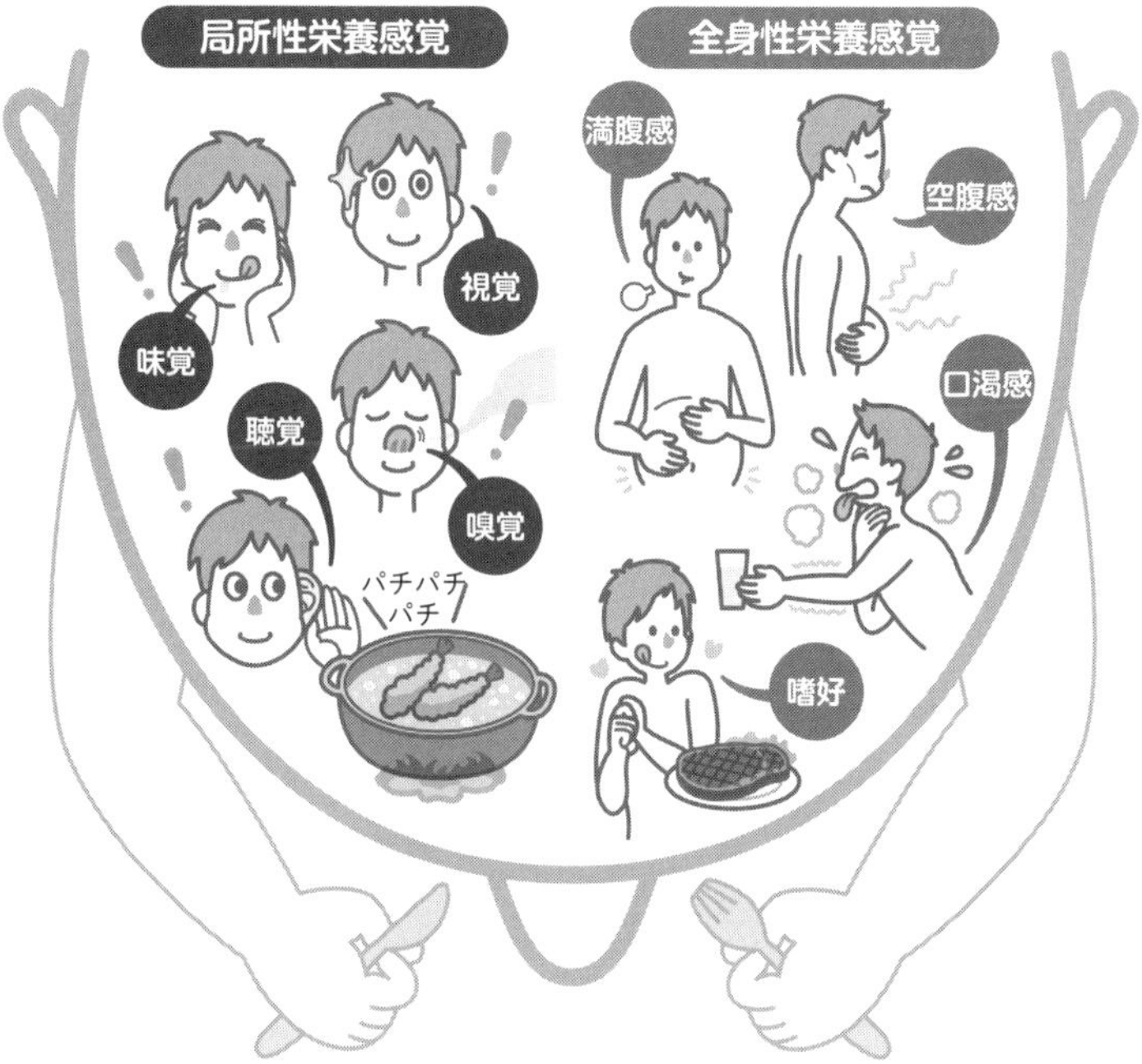

図3　食欲の調整

消化

消化とは、食物成分を吸収されやすい最小単位に分解する反応です。消化の方法は、**機械的消化**あるいは**化学的消化**の2つに分類されます。

機械的消化とは、**咀嚼**して、食品を細かく砕き、消化管の蠕動運動により内容物を混合、攪拌《かくはん》、転送することで、化学的消化を助ける働きをいいます。

化学的消化とは、唾液、胃液、膵液などの消化液や小腸粘膜に存在する**分解酵素**による、栄養素の化学反応のことです。化学的消化には、**管腔内消化**と**膜消化**（後述）があります。

消化により食物が分解されることで、食物がもつ種特異性や抗原性が取り除かれます。つまり、人間が豚のもも肉を食べても人間のもも（大腿）の筋肉が豚と同じものにはならないのは、豚のタンパク質を豚特有のものではないアミノ酸やペプチドに分解して吸収し、体内で人間のタンパク質に合成するからです。

消化器官

消化器官についても説明しましょう。口から順に次の臓器があります。

口腔

口腔内での機械的消化は、消化の第1段階です。第1に歯を用いて食物を砕く**咀嚼**があり、ついで異物を選別し、食べられるものだけを飲み込む**嚥下**があります。また、化学的消化として、唾液腺から分泌されるアミラーゼによりでんぷんを分解しています。味を感じ、その内容を、神経系を介して大脳に伝え、おいしさによる満足、あるいは、まずさによる不快を感じ、体内に栄養素を入れる最初の門の役割をしています。

胃

口腔内で、咀嚼されて唾液と混ざり、食道を通過した食物は、胃で第2段階の消化を受けます。胃の入り口が**噴門**、出口が**幽門**で、これらの出入口に存在する括約筋が胃への飲食物の出入りを調節し、胃内の食物の停滞時間を決めています。胃からの排出時間は、タンパク質や脂肪の多い食物では長く、水分の多い食物や炭水化物を多く含む食物では短いです。しかし、排泄時間が短いから消化がよい食物であるとは、必ずしもいえません。

胃の内側の粘膜にはしわがあり、大量の食物が来るとしわが伸びて表面積が広くなります。胃内には胃液を分泌する胃腺があり、胃底部からはペプシノーゲンや塩酸を、幽門部からは粘液を主として分泌します。

胃の機能には次のものがあります。

- 食物を一時的に蓄えて、少量ずつ腸に送り、腸における消化・吸収を助ける
- 食物の温度を体温に近づけて、腸での分解酵素の働きを安定させる
- ペプシノーゲンが活性化されてペプシンになり、タンパク質の消化を行う

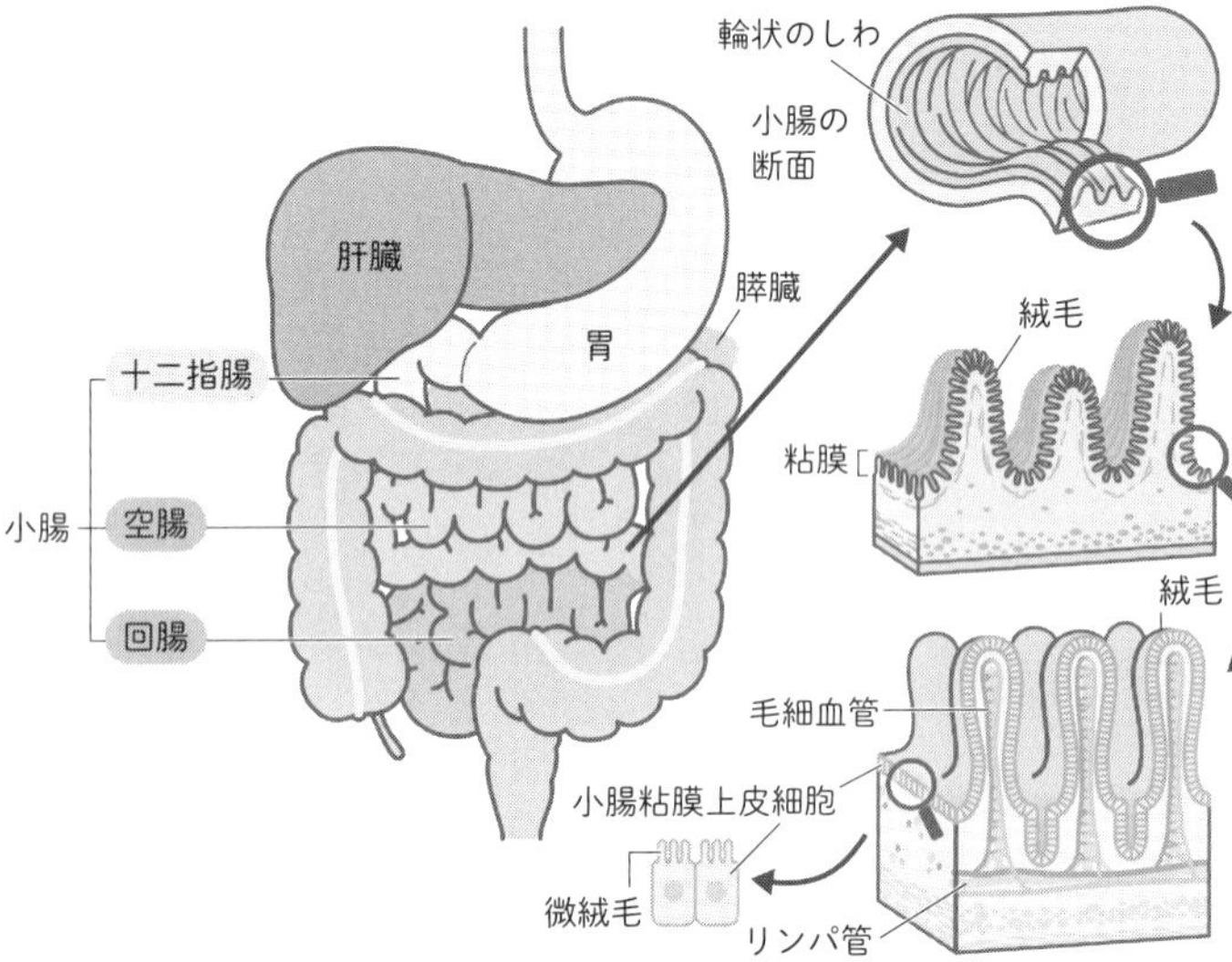

図4　小腸の構造

- 口腔内で作用していた唾液アミラーゼの作用を塩酸により止める
- 塩酸により、食物の雑菌を殺菌する
- アルコールを吸収する
- 幽門から消化管ホルモン（※）を分泌する

小腸

小腸は、**十二指腸**、**空腸**、**回腸**からなる臓器です（**図4**）。小腸の内側には多くのしわがあり、その上に小さな毛のような**絨毛**《じゅうもう》が生えています（**図4**）。しわと絨毛を広げたとき小腸の面積は、テニスコート1面程度あります。

小腸で行われる消化には、3つの段階があります。

まずは**膵液**による消化です。膵臓で合成されて十二指腸に排出されます。膵液にはでんぷんを分解する**α-アミラーゼ**、脂肪を分解する**リパーゼ**、タンパク質を分解する**トリプシン**や**キモトリプシン**など多くの分解酵素が存在します。膵液は、消化管ホルモンが膵細胞を刺激することで分泌されます。

次は**胆汁**による消化です。肝臓で合成され、胆のうで濃縮されて十二指腸に排出されます。胆汁には、胆汁酸、胆汁色素、コレステロールなどが含まれ、分解酵素は含まれません。**胆汁酸**は、脂肪を乳化してリパーゼの作用を受けやすくするとともに、脂肪酸や脂溶性ビタミンの吸収をよくします。さらに、胆汁酸は、脂肪酸やモノグリセリドと**ミセル**（※）を形成し、これらは小腸壁から吸収され、門脈血に入り、肝臓を経て再び胆汁中に排泄されます（**図5**）。このことを**腸肝循環**といい、胆汁酸のみならず、ビリルビン、コレステロール、ビタミンKなどが対象となります。

最後は**小腸粘膜**による消化です。最終分解酵素は、腸液には存在せず、小腸粘膜上皮細胞の**微絨毛**に存在します。その分解酵素により消化が行われ、同時に吸収されるのです。このことを**膜消化**といいます。

※…消化管ホルモン：消化液の分泌、消化管の運動を調整するホルモン。ガストリン、セクレチンなどがあります。

※…ミセル：水と結びつきやすい親水基と水と結びつきにくい疎水基（親油基）をもつ分子が、親水基を外側に向け会合した集合体のことです。乳化（後述）によってできたものをいいます。

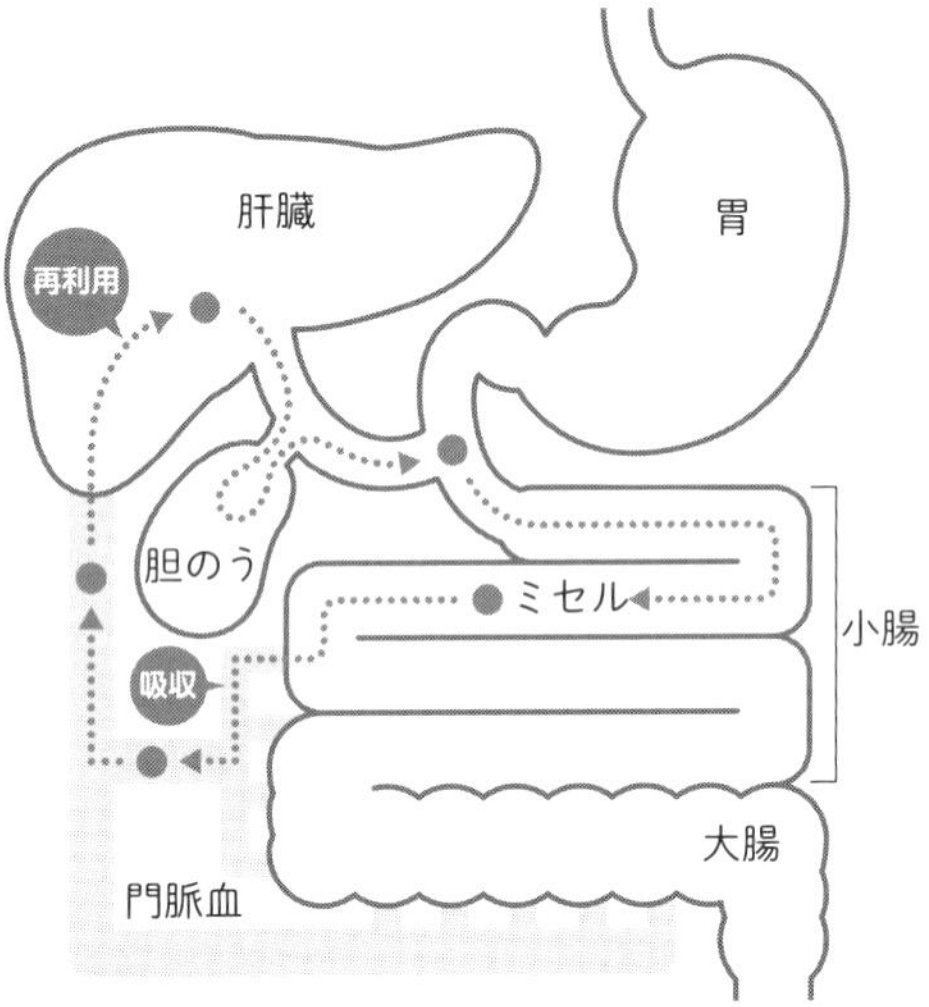

図5　腸肝循環

大腸

　大腸からは少量の粘液が分泌されますが、それには分解酵素は含まれていません。大腸では、水分が吸収され便が形成されます。一方、大腸には大量の**腸内細菌**が存在し、セルロースなどの食物繊維のように未消化の成分を分解して、酢酸、プロピオン酸、酪酸などを産生し、これらが吸収されてエネルギー源として利用されます。かつては、海藻、キノコ、こんにゃくなどの主成分は食物繊維で、消化・吸収されないのでノンカロリーと考えられてきましたが、これらは、腸内細菌の作用による発酵エネルギー食品と考えられるようになっています。

吸収

吸収とは、消化器官で分解された成分が、消化管壁から体内に入ることをいいます。多くの栄養素は小腸粘膜から吸収されます。しかし、アルコールは胃から吸収され、水分、ミネラル、さらに大腸で産生される有機酸などが大腸から吸収されます。食後、約2時間すると小腸での吸収がはじまり、約9時間すると、栄養素の吸収は完了します。消化・吸収されなかった残渣《ざんさ》は、大腸に18時間以上とどまり、水分などが吸収されて、徐々にかたまり、食後約24時間で便として排泄されるのです。

吸収の機構

栄養素が吸収されるためには、消化管壁を通過する必要があり、それには**受動輸送**と**能動輸送**の２つの機構があります。

受動輸送とは、溶解成分の濃度が高いところから低いところへと膜を通過する機構のことです。これは浸透や拡散の現象によるもので、吸収にエネルギーを有しません。

能動輸送とは、**濃度勾配**に逆らって、積極的に膜を通過する機構をいいます。これはエネルギー（ＡＴＰ）を用いた吸収であり、エネルギー反応系と組み合わさって吸収されるために、吸収される成分と特異的に結合する輸送体（ポンプ）が必要になります。例えば、グルコースやアミノ酸は能動輸送です。一方、脂肪は、分解されて脂肪酸となり、胆汁酸で乳化されて、拡散により腸管壁に入りますが、ここで、ＡＴＰなどの高エネルギー化合物の助けを経て脂肪に再合成され腸管を出てリンパ管を経て吸収されます。つまり、受動輸送と能動輸送が組み合わさって吸収されることになります。

吸収の経路

単糖類、アミノ酸、グリセロール、短鎖脂肪酸などは、小腸絨毛の血管、腸間膜静脈、ついで門脈に集められて肝臓に取り込まれます。炭素数の大きい長鎖脂肪酸は、腸管内で再合成され、タンパク質と結合してキロミクロン（※）となり、小腸リンパ管に入り、胸管に集められて鎖骨の下付近で大静脈に入り、全身循環します。

排泄

食物の成分は、消化・吸収されて残りは便として**排泄**されます。便には水分以外に次のものが含まれます。

- 消化・吸収されなかった食物の残渣
- 胆汁、酵素、粘液など、消化管の生成物
- 消化管上皮細胞からの剥離成分
- カルシウム、鉄など、消化器官に排泄された成分
- 腸内細菌

便の色は、主として胆汁色素によるもので、黄疸などで胆汁色素が便に排泄されないときは灰白色になります。便の量や排便回数は、食習慣や食事量に依存しますが、一般に動物性

※…キロミクロン：リポタンパク質粒子であり、トリグリセリド、リン脂質、コレステロール、タンパク質で構成されます。キロミクロンは腸で吸収された脂質を全身へ輸送します（後述）。

食物よりも植物性食物の摂取量が多いと食物繊維の摂取量が増大するので便量は多くなります。

栄養素の消化・吸収

ここからは栄養素ごとの切り口で消化・吸収を考えてみましょう（**図6**）。

タンパク質

タンパク質は、胃酸に活性化された**ペプシン**によってペプトンまで分解され、その後、十二指腸に到達すると膵液中のトリプシノーゲンが腸壁のエンテロキナーゼにより活性化されて**トリプシン**となり、さらに消化が進められます。また、同じ膵液中のキモトリプシノーゲンはトリプシンにより活性化されて**キモトリプシン**となり、この消化酵素によりペプトンからオリゴペプチドまで分解されます。その後、腸管粘膜細胞の膜消化によりアミノ酸やジペプチド（アミノ酸が2個結合したもの）、さらにトリペプチド（3個結合したもの）に分解

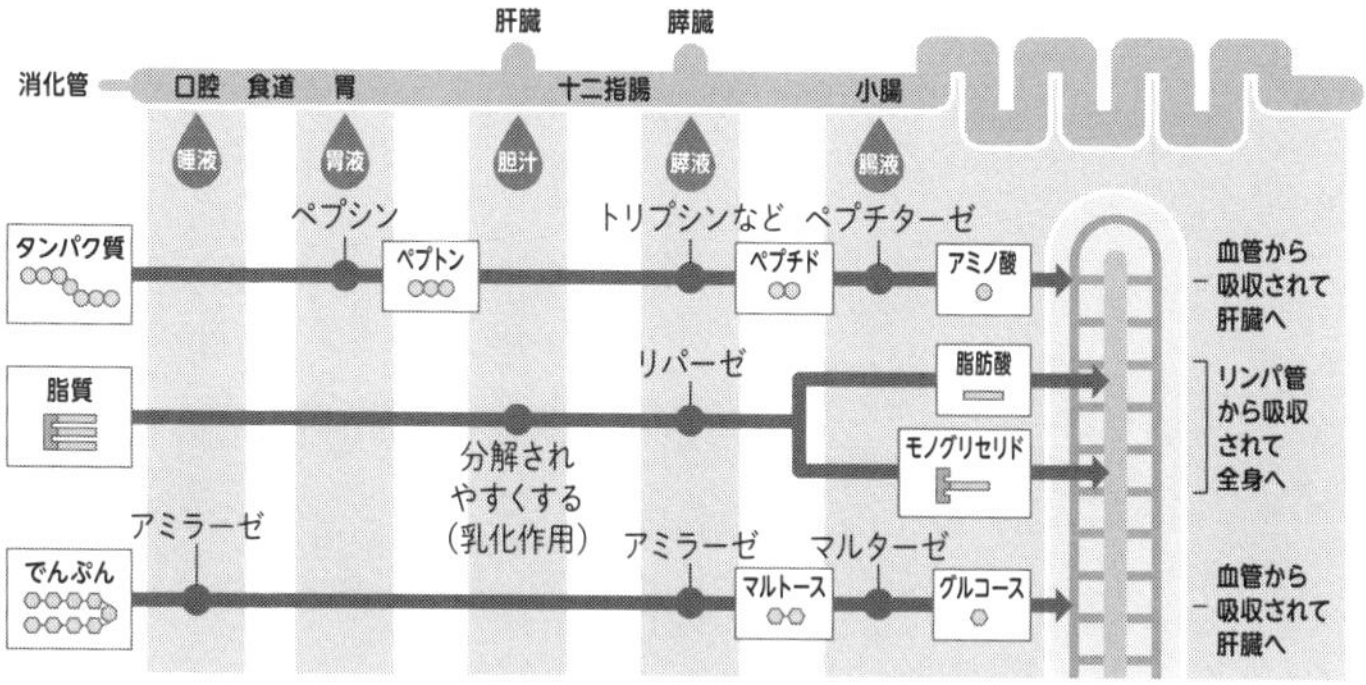

図6　タンパク質、脂質、でんぷんの消化・吸収

されて小腸から吸収され、門脈を経て肝臓に達します。

脂質

摂取した脂質の大部分は、胃内ではほとんど消化されず胃液と混ざり十二指腸に達します。十二指腸に達すると、アルカリ性の十二指腸液によりけん化（※）され、さらに胆汁酸により乳化（※）されて、消化酵素の作用を受けやすい状態になります（ここではまだ消化されません）。膵液の脂肪分解酵素である**ステアプシン**（**リパーゼ**）により、脂質はモノグリセリドと脂肪酸に分解され、小腸から吸収されます。脂肪は、モノグリセリドと脂肪酸に分解されて吸収されながら、その大部分が絨毛細胞内でただちに脂肪に再合成され絨毛内

※…けん化：エステルにアルカリを加えて、酸の塩とアルコールに加水分解される化学反応。
※…乳化：水と油のように本来混ざり合わないものを、乳化剤などを使用して混ぜ合わせることをいいます。

でリンパ管に入り、胸管を経て左鎖骨下で直接血流に入り全身を循環します。つまり、脂質は、他の栄養素のように吸収後に門脈を経て、肝臓で貯蔵、代謝されて全身循環されるのではなく、吸収後にそのまま全身循環するという特徴があります。しかし、炭素が12以下の短鎖脂肪酸はエステル化（※）されず、他の栄養素と同様に門脈にそのまま入り肝臓に運ばれます。

コレステロールも中性脂肪と同様に胆汁酸によりミセル化され、腸の粘膜細胞に取り込まれ、そこで脂肪酸エステルとなり、他の脂質と一緒にキロミクロンを形成してリンパ管に入ります（後述）。なお、脂質の消化に関与した胆汁酸の一部は回腸で再吸収されて門脈を経て肝臓に戻ります（**腸管循環**）。

炭水化物

炭水化物に含まれるでんぷんは、口腔内や胃内で**唾液アミラーゼ**の作用を受けてデキストリンやマルトースに消化され、さらに、膵管で産生されて腸管内に分泌される**膵液アミラーゼ**によりそのほとんどがマルトースまで消化されます。その後、小腸上皮細胞の膜表面に局在する**二糖類分解酵素**により、膜の表面で消化と吸収が平衡して行われます。二糖類分解酵素は、作用する糖質によりいくつかに分類されます。つまり、マルトースはマルターゼによってグルコースに、スクロースはスクラーゼによってグルコースとフルクトースに、ラクトースはラクターゼによってグルコースとガラクトースにと、それぞれが膜消化を受け、吸収されるのです。

炭水化物に含まれる**食物繊維**は、消化酵素が存在しないため、消化されずに大腸まで達し、便の材料となります。ところが、一部は大腸内の腸内細菌により発酵され、短鎖の脂肪酸やメタンガスが発生し、これらが吸収されてエネルギー源となります。

食物繊維の物理的化学的性質は、①抱水性および膨潤性、②粘性、③吸着作用などです。抱水性や膨潤性は、食物繊維が水分を吸収して膨張する性質であり、食物の胃内停滞時間や消化管内移動速度に関与しています。粘性は物質が拡散するのを抑制する性質で、これも胃内停滞時間や消化管内移動速度に関与しているのです。吸着作用には、イオン交換的な吸着と疎水結合による吸着があり、ミネラル、胆汁酸、発がん物質などを吸着します。

ビタミン

水溶性ビタミンの多くはそのまま小腸より吸収されますが、脂溶性ビタミンの吸収は、胆

※…エステル化：酸とアルコールを反応させると脱水反応が起こり、-COO-の構造であらわされるエステル結合をもつ化合物ができることです。エステル化によってできた化合物は水に溶けにくく、有機溶媒に溶けます。

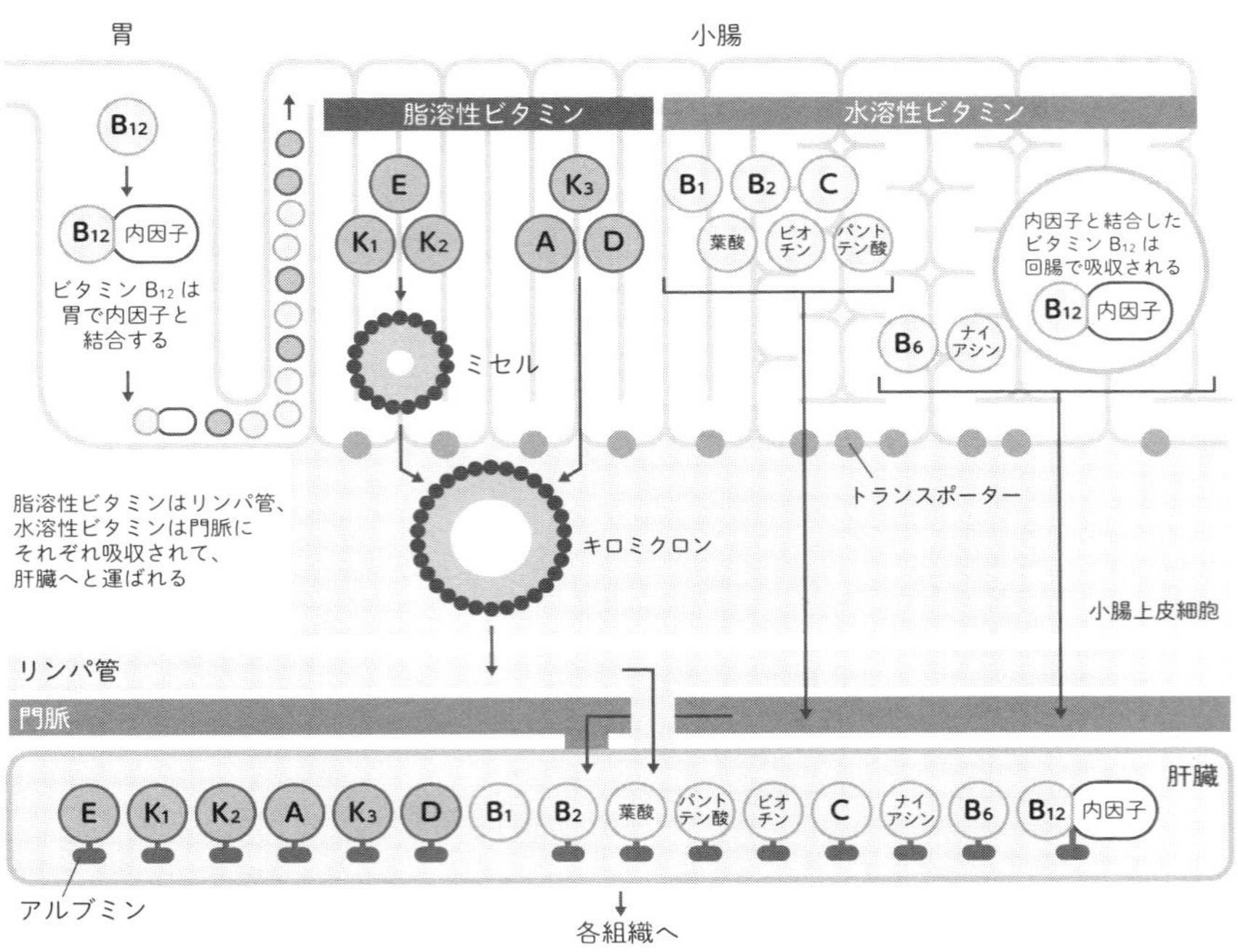

図7　ビタミンの吸収

▶「カラー図解　栄養学の基本がわかる事典」（川島由起子／監）、西東社、2013を参考に作成

汁酸の分泌による脂肪の消化と合わせて吸収が必要です（**図7**）。吸収率は各ビタミンで異なります。ビタミンA、D、E、Kのような脂溶性ビタミンは、いずれも脂質とともに小腸より吸収され、主としてリンパ管を経て肝臓に蓄積されます。吸収率は食物の組み合わせなどの条件により変化しますが、脂質の摂取量が少ないとこれらのビタミンの吸収率は悪くなります。水溶性ビタミンのなかでもビタミンB_{12}は、胃内に存在する内因子とよばれる糖タンパク質と結合して吸収されます。したがって、胃を切除した場合には、内因子が欠乏してビタミンB_{12}の吸収が悪くなることがあるのです。

各ビタミンはそれぞれ独自の代謝経路をもちます。一般に各種ビタミンは肝臓に蓄積され、脂溶性ビタミンは、必要に応じて血液中へ放出され、タンパク質（アルブミン）と結合して各組織に移動します。水溶性ビタミンは、ビタミンB_1以外はアルブミンと結合して全身を巡回することが多いです。

ミネラル

各種ミネラルは、主として小腸の上部で吸収されますが、ミネラルそれぞれの吸収率は食物の組み合わせにより異なります。例えば、カルシウムの吸収率は約50％ですが、ともに摂る食物が低タンパク質だと吸収率が悪くなります。他の食品よりも牛乳・乳製品のカルシウムの吸収率は高いです。また、カルシウムの吸収率は、ラクトースやビタミンDにより高められますが、ほうれん草などに含まれるシュウ酸は低下させます。

リンの吸収は、ともに摂取する食物中のカルシウムとの割合が重要になり、ビタミンDにより亢進されます。硫黄の大部分は食物中の含硫アミノ酸として摂取され、ナトリウムは多くが食塩（塩素）として摂取されて、すべて吸収されます。また、鉄はビタミンCと一緒に摂取すると吸収がよくなります。食物の多くは三価鉄を含んでいて、これがビタミンCにより還元型の二価鉄に変化して吸収されやすくなるからです。また、鉄はタンパク質とともに摂取しても吸収がよくなります。これは、吸収されて体内を移動する際に、タンパク質と特異的に結合するためです。

タンパク質の代謝

タンパク質は、消化・吸収されて、アミノ酸の形で門脈を経て肝臓に達し、人体内の体タンパク質から分解されたアミノ酸と合流して、人体に必要な体タンパク質に合成されます。

体タンパク質は人体で水についで多い成分で、しかも最も重要な作用を有するために、「人

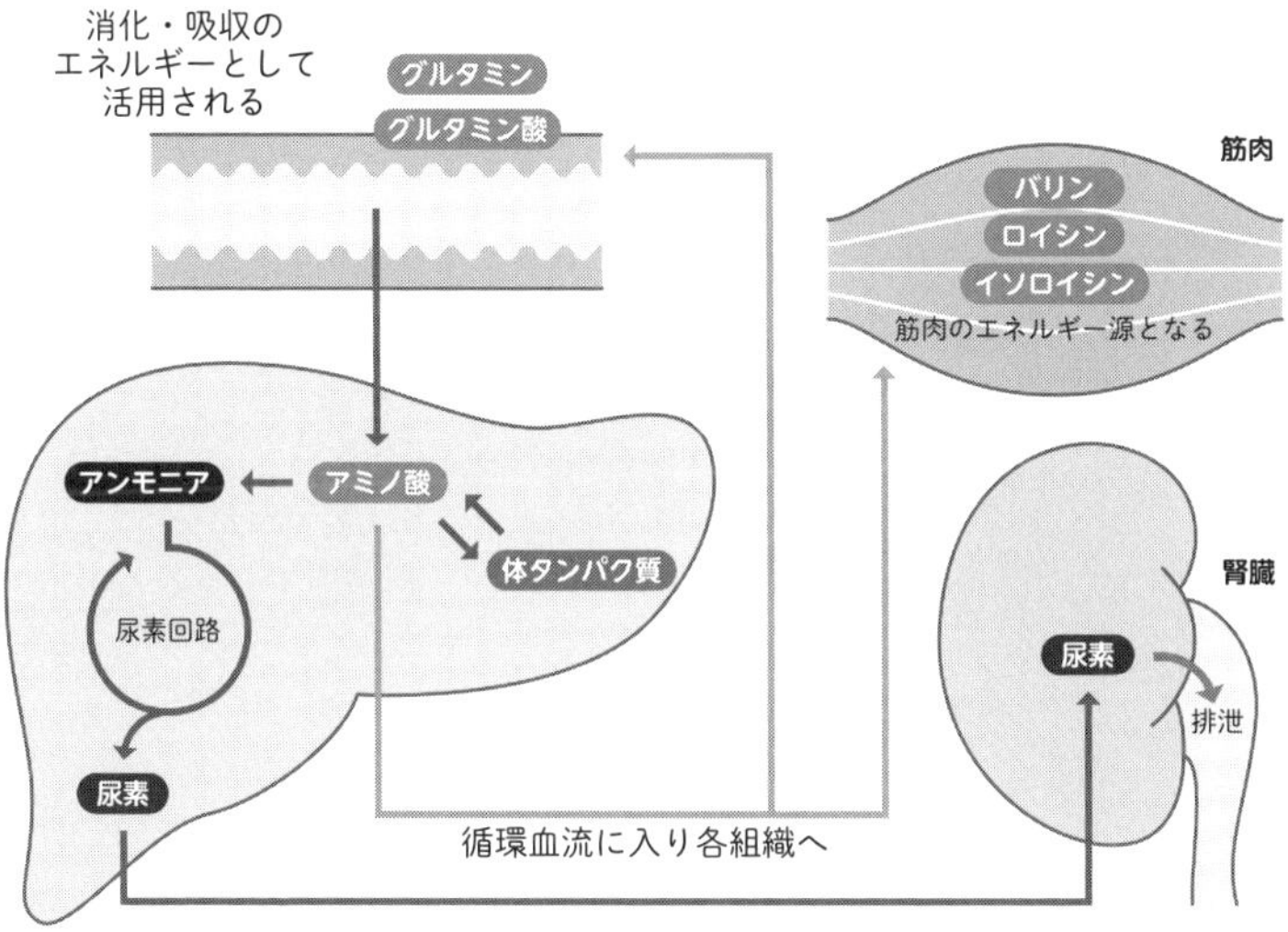

図8　アミノ酸の代謝

体はタンパク質からできている」ともいわれます。体タンパク質はアミノ酸を基本に新たに合成され、古くなれば分解されて、その産生成分である尿素やアンモニアは体外へ排泄されます。体タンパク質の合成のためには、体内で合成できない必須アミノ酸を食物から摂取し続ける必要があることはもちろんですが、たとえ非必須アミノ酸であっても体タンパク質の合成素材として利用されるので、両方を摂取する必要があります。

小腸で吸収されたアミノ酸は門脈を経由して肝臓に達し、その一部はその場で分解されたり、体タンパク質に合成されたりしますが、残りは循環血流に入り、各組織で利用されます。アミノ酸が代謝される主たる臓器は、小腸、肝臓、腎臓、筋肉であり、その代謝はそれぞれの臓器に特徴があります（**図8**）。

まず**小腸**では、**グルタミンとグルタミン酸が最も多く代謝**され、小腸での消化・吸収のエネルギーに活用され、一部は他のアミノ酸に変換されます。

次に**肝臓**では、分枝アミノ酸（※）以外の多くの**アミノ酸の代謝**が行われます。アミノ酸とタンパク質の合成と分解が積極的に行われる臓器です。

そして**筋肉**は、肝臓で代謝されない**分枝アミノ酸が代謝**される主たる臓器で、筋肉のエネルギー源となります。

最後に**腎臓**では、アミノ酸を形成する**アミノ基が肝臓で代謝されて有毒のアンモニアとなります**。さらにそのアンモニアは尿素回路で無毒の尿素に変換されて腎臓から排泄されます。

食物からタンパク質を摂取する目的は、筋肉や内臓をつくるタンパク質の合成素材を供給するだけではなく、各種の代謝をつかさどるビタミンや生理活性物質の素材となるアミノ酸を供給することでもあります。例えば、トリプトファンは、脳の神経伝達物質であるセロトニンやビタミンであるナイアシンの素材になり、リジンとメチオニンからは脂肪酸の分解に関与するカルニチンが、チロシンからはカテコールアミンやチロキシンがつくられます。さらに、核酸を構成するピリミジン塩基の窒素部分もグリシン、アスパラギン酸、グルタミン酸から供給されます。そして、アミノ酸とタンパク質の代謝過程において、アミノ酸は、単にタンパク質の素材となるだけではなく、体タンパク質の合成を促進し、分解を抑制する調節を行っているのです。例えば、トリプトファンは肝臓や骨格筋での合成促進作用を有し、

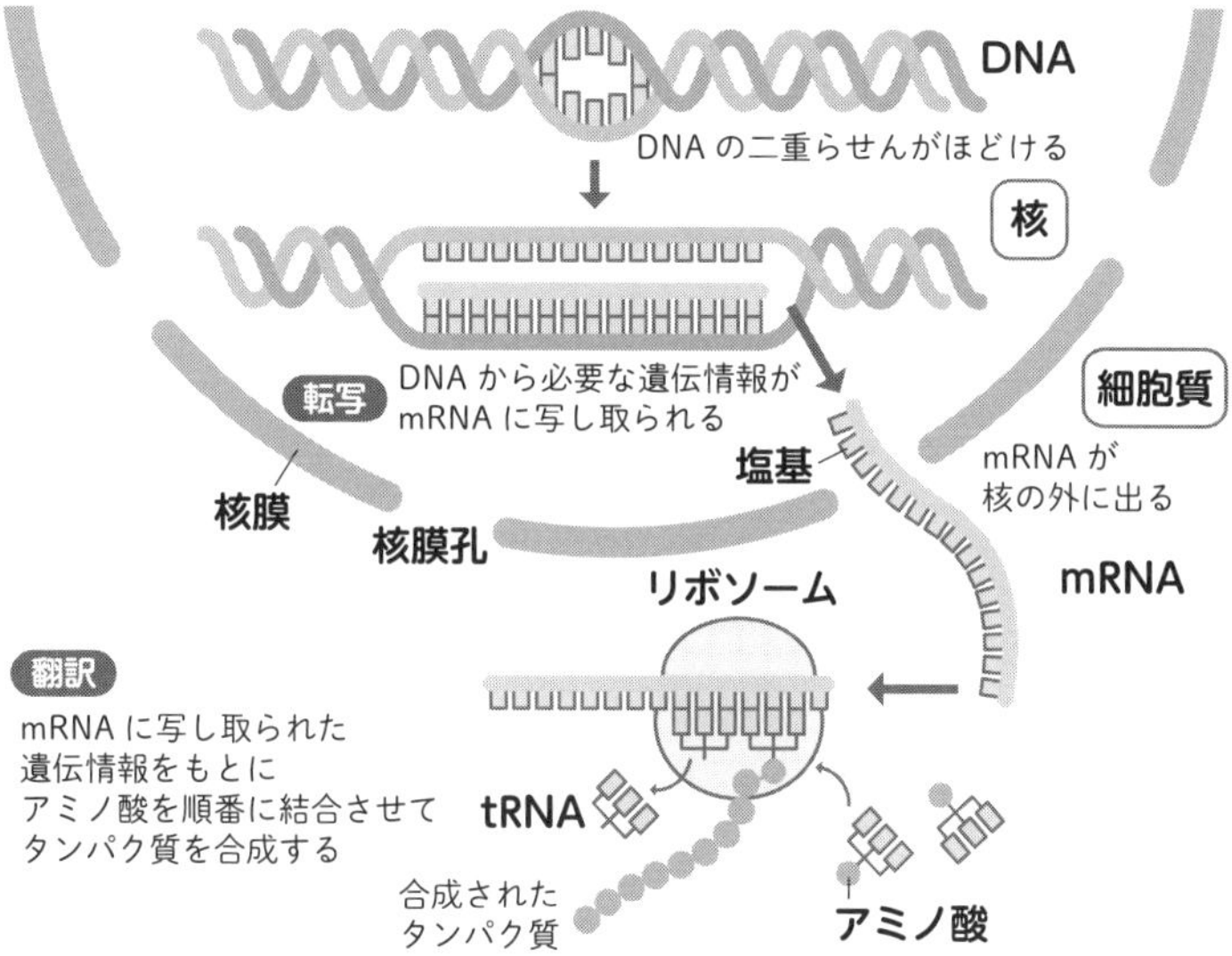

図9　タンパク質の合成

ロイシン、メチオニン、フェニルアラニン、グルタミンは、肝臓でのタンパク質の分解において抑制的シグナルとして作用しています。

タンパク質の合成、分解の調整

タンパク質は、遺伝子DNAの情報をmRNAに**転写**し、この情報を**翻訳**することにより合成されます（**図9**）。mRNAへの転写は、RNAポリメラーゼによって行われ、転写の調節機能に関与する転写調節因子に栄養やホルモンが関与します。例えば、ステロイドホルモン、甲状腺ホルモン、ビタミンAは、転写活性を制御しています。翻訳過程に関係する促進因子には、インスリン、成長ホルモ

※…分枝アミノ酸：脂肪族アミノ酸のうち、バリン、ロイシン、イソロイシンの3種のことです。

ン、良質のタンパク質、アミノ酸などがあり、逆に抑制因子として無タンパク質食、絶食などがあります。

食物から摂取されるタンパク質は、平均すると1日に男性で約80g、女性で約60gですが、体内で代謝される量は約400gであり、約80%は体タンパク質を分解したアミノ酸に依存しています。つまり、毎日、**新たに合成している体タンパク質の約80%は人体内のタンパク質を再利用してつくられている**ことになります。このことから、人体は、日々変化する環境に適応するために、その都度体タンパク質をつくり変えていると考えられます。したがって、体タンパク質は、単に不必要になったから分解されているのではなく必要に応じて選択的に分解されているのです。タンパク質の分解速度は種類により異なります。

食後は、タンパク質の消化・吸収量が増大して、血中のアミノ酸濃度は上昇し、筋肉などへのアミノ酸の供給量は高まります。その一方で、インスリン分泌が上昇して、インスリンが組織へのアミノ酸の吸収を促進し、タンパク質の合成を促進し、分解を抑制します。食間は、血糖値が低下し、エネルギー不足を補うために、体タンパク質やアミノ酸の分解が亢進して、グルコースの合成が活発になります。この代謝を**糖新生**といいます。また、各種アミノ酸は分解されると最終的には糖質と脂質の代謝に取り込まれることになり、糖質代謝に合流するものを**糖原性アミノ酸**、脂質代謝に合流するものを**ケト原性アミノ酸**といいます。

アミノ基を有するアミノ酸は、2つのルートにより処理されます。1つは、**アミノ基転移**

反応とよばれ、不必要になったアミノ酸のアミノ基を糖質に転移し、新しいアミノ酸をつくる経路です。これは、アミノ基のなくなったアミノ酸がクエン酸回路（後述）に入り、糖質に変化する糖新生の経路です。もう1つは、アミノ基の窒素（N）を体外へ排泄させてアミノ基をアンモニア（NH_3）にし、これを**尿素回路**へわたして、尿中へ尿素として排泄させる経路です。

このように、タンパク質は体内で合成と分解をくり返しています。そして、タンパク質の損失と摂取のバランスが保たれている状態を**窒素平衡**が保たれているといい、タンパク質の摂取に過不足が生じていないことを示します。また、血漿中には各組織や肝臓で合成・分解されたアミノ酸やタンパク質が供給されて一定の濃度を保っているので、血漿状態からタンパク質の栄養状態を知ることもできます。

脂質の代謝

脂質とリポタンパク質

脂質は、吸収されて血液循環する際、タンパク質と結合して**リポタンパク質**の形になりま

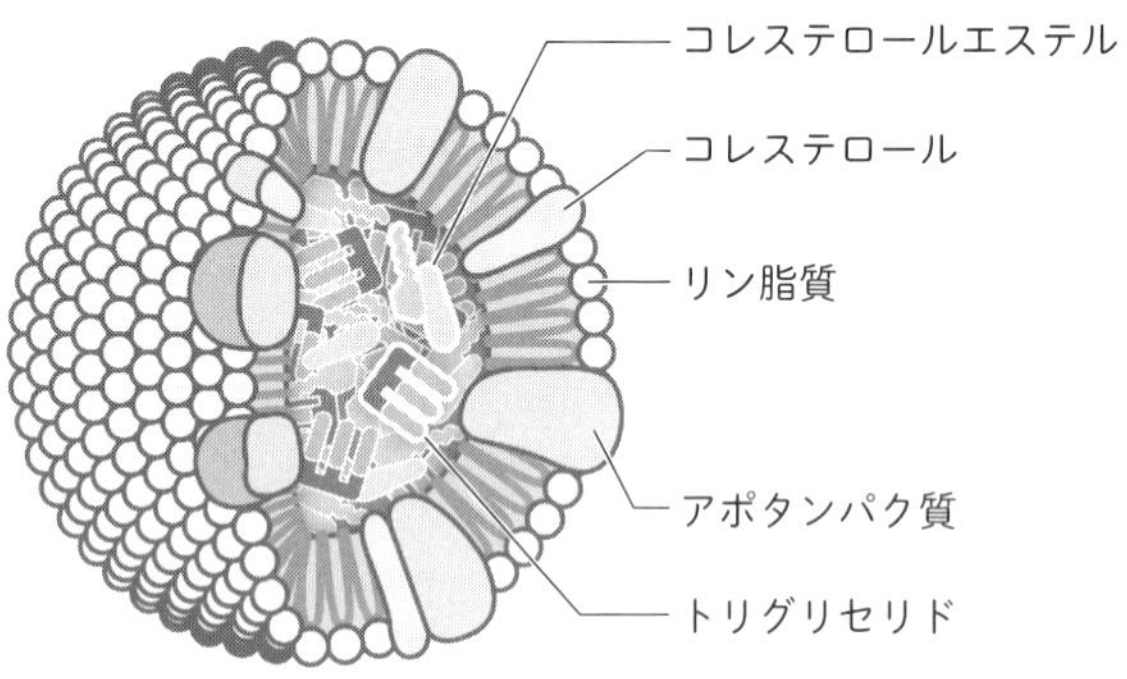

図10　リポタンパク質

す（**図10**）。リポタンパク質の形になるのは、水に溶けにくい脂質がタンパク質と結合することでミセルを形成して、水と混じりやすい状態になるためです。

脂質の一種であるトリグリセリドは消化・吸収されて小腸内で**キロミクロン**を形成し、まずリンパ管に入り、血液循環をしながら脂肪組織や筋肉に運搬されます（**図11**）。血液を流れているキロミクロンは、脂肪組織や筋肉、心臓などの毛細血管でリポタンパク質リパーゼの作用を受けてトリグリセリドが分解され、遊離した脂肪酸は細胞内に入り、エネルギー源となります。トリグリセリドの大半を失ったキロミクロンは、キロミクロンレムナントとして肝臓に取り込まれます（**図11**）。肝臓で合成された脂質は**VLDL**（**超低比重リポタンパク質**）とよばれるリポタンパク質によって末梢組織に運搬され、キロミクロンと同様の作用で分解されます。比重の軽いトリグリセリドを末梢組織に移行するために、VLDLの比重は相対的に重くなり、V（Very）ではなくなってコレステロール濃度の比

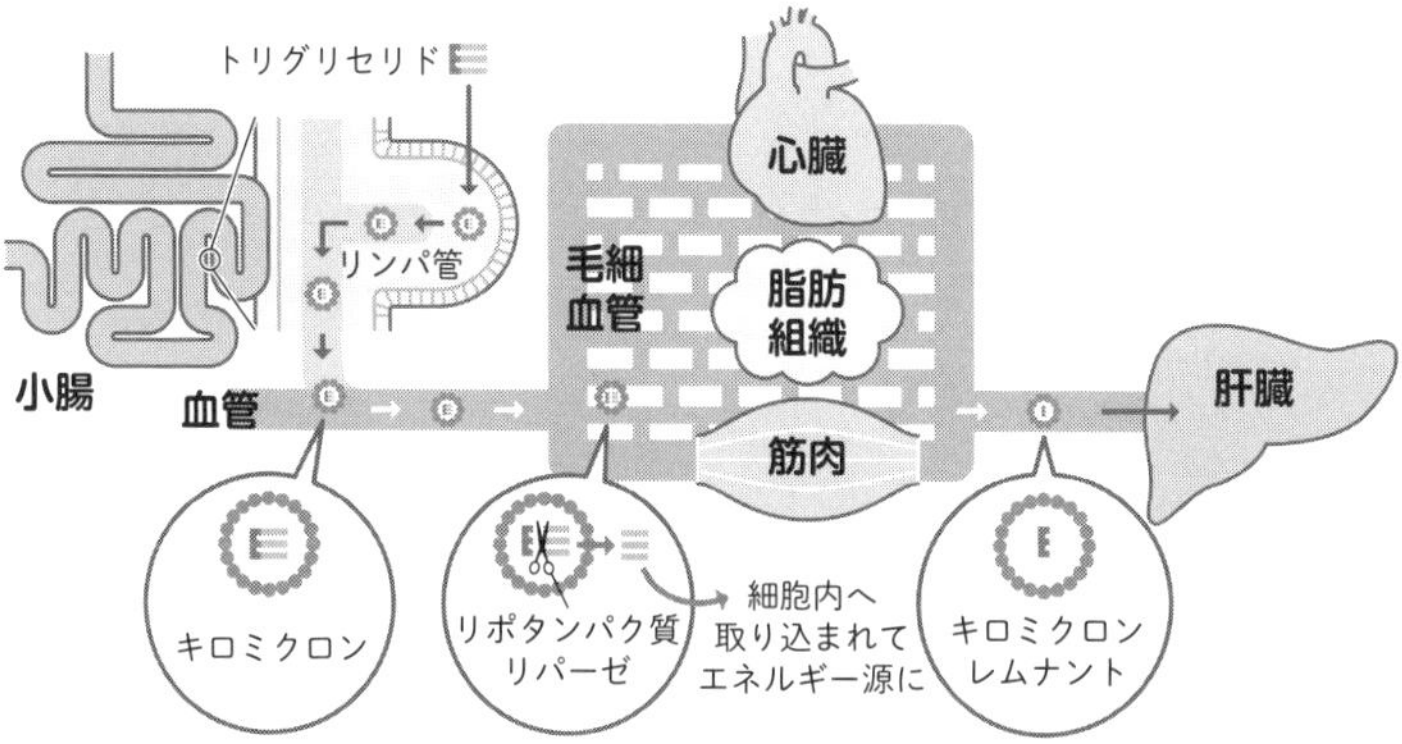

図11　脂質の消化・吸収

較的高い**ＬＤＬ（低比重リポタンパク質）**となります。つまり、ＬＤＬは肝臓から末梢組織にコレステロールを積極的に運搬するリポタンパク質となり、ＬＤＬコレステロールが高値の場合は動脈硬化が進んでいることになるのです。このために、一般にＬＤＬコレステロールを悪玉コレステロールといいます。比重が重いリポタンパク質を**ＨＤＬ（高比重リポタンパク質）**といい、末梢組織から脂質を肝臓へ戻す働きがあります。末梢組織から肝臓に戻るコレステロールを運搬するので、善玉コレステロールといわれます。

脂質の分解、合成の調整

各種組織において、脂質は、末梢血管の内側にはりめぐらされている**リポタンパク質リパーゼ**の作用により脂肪酸とグリセロールに分解されます。脂肪酸は、アルブミンと結合して遊離脂肪酸となり、血液中を移動し、必要な組織に取り込まれて、細胞内のミトコンドリアに入り、β酸化によりアセチルＣｏＡまで分解され、クエン酸回路（後述）に入りエネルギー源となります。脂肪組織に存在するホルモン感受性リパーゼは、ふだんは不活性です。しかし、エネルギー不足状態となる空腹時や絶食時には、血糖が低下することによりグルカゴンやアドレナリンなどの血糖上昇ホルモンが分泌されて、肝臓グリコーゲンの分解が亢進して血糖上昇させようとします。このとき、このようなホルモンの分泌を感知してホルモン感受性リパーゼが活性化し、トリグリセリドの分解がはじまり、脂肪酸とグリセロールが血液中に放出されてエネルギー不足をカバーします。

体脂肪の割合は、成人男性で約15％、女性では約25％であり、主として皮下と内臓周辺に蓄積されています。**体脂肪の主たる成分はトリグリセリドで、平均すると約2カ月分のエネルギー量を蓄積している**のです。糖質や脂質の摂取量が多いエネルギー過剰状態では、トリグリセリドの合成が亢進して、体脂肪の蓄積がはじまります。一方、エネルギー不足状態になると体脂肪の分解が亢進します。トリグリセリドは、グリセロールに3個の脂肪酸が段階的にエステル結合することにより産生され、脂肪酸はアセチルＣｏＡがマロニルＣｏＡを経て合成されます。

このような種々の脂質代謝は、食物の内容や生体の栄養状態に影響を受けます。代謝の調節は、酵素の遺伝子発現や活性化を促進または抑制することにより行われ、この調節に重要な役目をしているのがインスリンを中心とした各種ホルモンです。

脂質の生理的役割と代謝

脂質は、単にエネルギー源になるだけではなく、必須脂肪酸や各種エイコサノイド（後述）の産生の素材になります。**必須脂肪酸**とは、リノール酸、α-リノレン酸、アラキドン酸をいい、生体膜の構成成分として必要です。しかし、リノール酸、α-リノレン酸は合成できず、アラキドン酸はリノール酸から合成されますが合成だけでは必要量に達しないために、食物から直接摂取しなければなりません。通常の食事を摂取していれば必須脂肪酸欠乏症になることは稀ですが、無脂肪の食事や経静脈栄養を実施した場合には、皮膚疾患やエネルギー代謝の低下がみられることがあります。

アラキドン酸やエイコサペンタエン酸（ＥＰＡ）から生理活性を有する化合物が生成されます。これらを**エイコサノイド**といい、平滑筋の収縮、血小板凝集の阻害や促進、血管の収縮や拡張などに寄与し、各部位で局所的に作用します。それぞれのエイコサノイドにはさまざまな生理作用があり、これらの前駆物質になるのが生体膜に存在するｎ-６系やｎ-３系の多価不飽和脂肪酸です。生体膜の脂肪酸組成は、食事の脂肪組成の影響を受けることから、日常の食物摂取と生理活性作用の関与が研究されています。

近年、血中コレステロールの上昇が動脈硬化の発症に関与することから、**コレステロール**に注目が集まっています。動物性脂肪、内臓類、卵類などにコレステロールが多いことから、

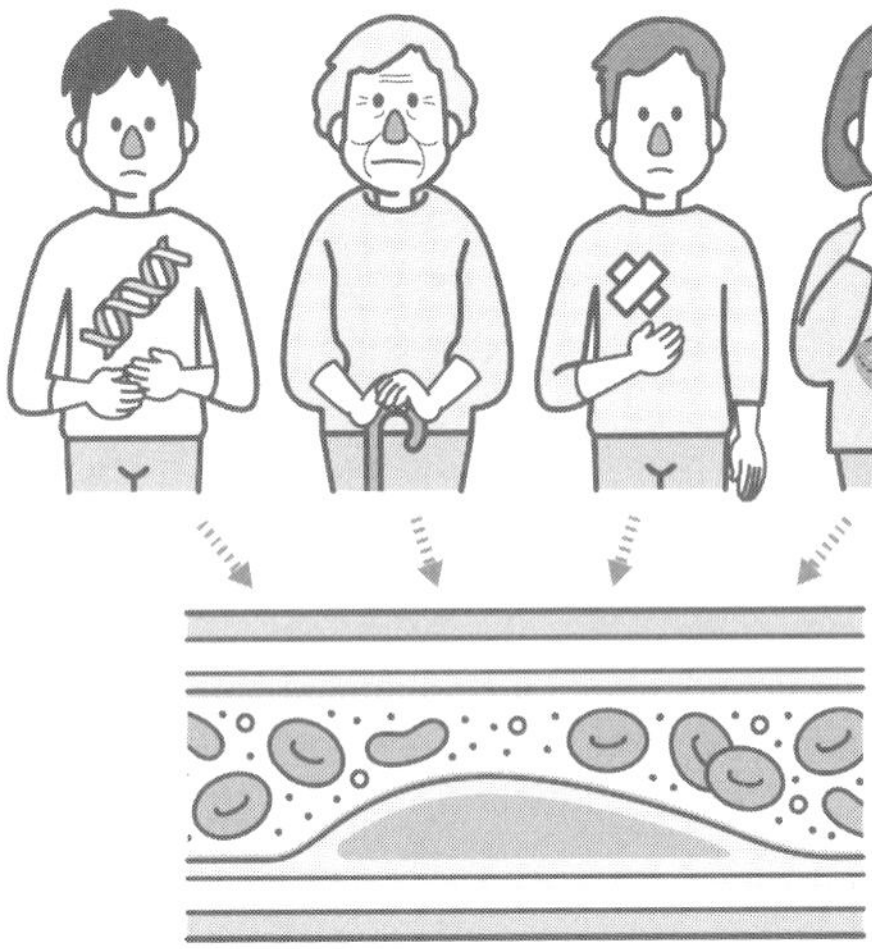

図12　動脈硬化の危険因子

これらの食物を控えることが動脈硬化の予防になるとされています。しかし、コレステロールは生体膜の構成成分であり、ステロイドホルモン、胆汁酸、ビタミンDなどの前駆物質であるために、食物からの摂取以外に生合成され、その量は種々の代謝により調節されています。この調節機能が、遺伝、加齢、代謝障害、さらに食物からの過剰摂取などにより崩壊すると、動脈硬化の危険因子になるのです（**図12**）。

コレステロールは、肝臓や小腸で糖質、脂質およびタンパク質から生成されたアセチルCoAを起点として代謝をくり返して合成されます。全身のコレステロールの約80％が体内で合成され、残りの約20％が食事由来のものです。肝臓でアセチルCoAから合成されたコレステロールは、食事由来のものと一緒にVLDLとして血中に放出され末梢組織に運搬されます。各組織の表面にはL

ＤＬレセプター（受容体）が存在し、それがＬＤＬと結合することでコレステロールが細胞内に取り込まれて細胞膜などに利用されます。

一方、肝臓内でコレステロールから**胆汁酸**が生合成され、脂質の消化・吸収のために十二指腸に分泌されます（**図６**）。胆汁酸は、水溶性と脂溶性の部分をもつ界面活性物質で、水溶性のものと脂溶性のものとを互いになじませる性質をもつのです。この性質が作用して脂質の消化・吸収に貢献します。界面活性いわば石鹸の役割をするのです。胆汁酸は作用を終えると約95％は回腸から再吸収されて、肝臓に戻り、再利用されます（腸肝循環）。再吸収されなかった約５％は便中に排泄されます。この代謝が体内のコレステロールを体外に排出する主要な経路です。

炭水化物の代謝

炭水化物のエネルギー代謝

炭水化物は、人にとって最も重要なエネルギー源です。糖質から生体のエネルギーを獲得する代謝経路には、解糖系、クエン酸回路、電子伝達系があります。

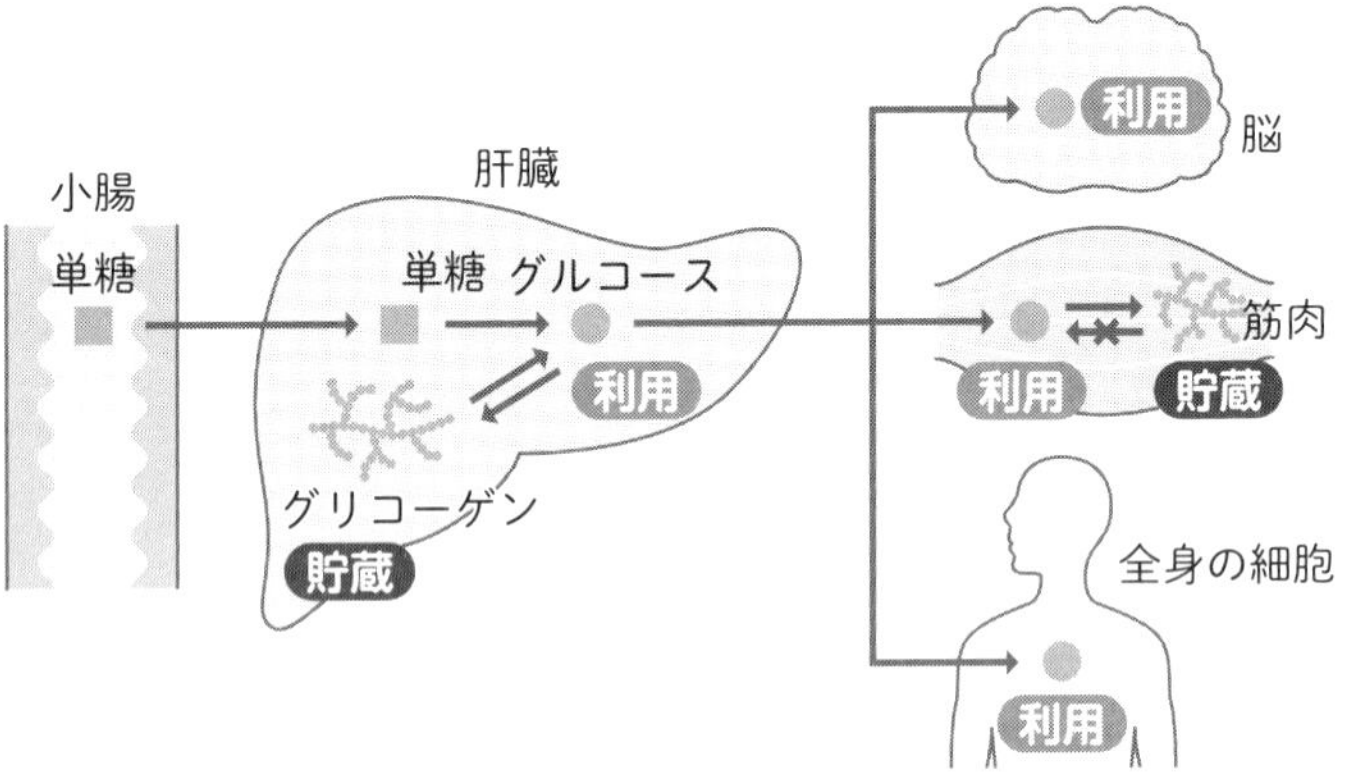

図13 グルコースの利用

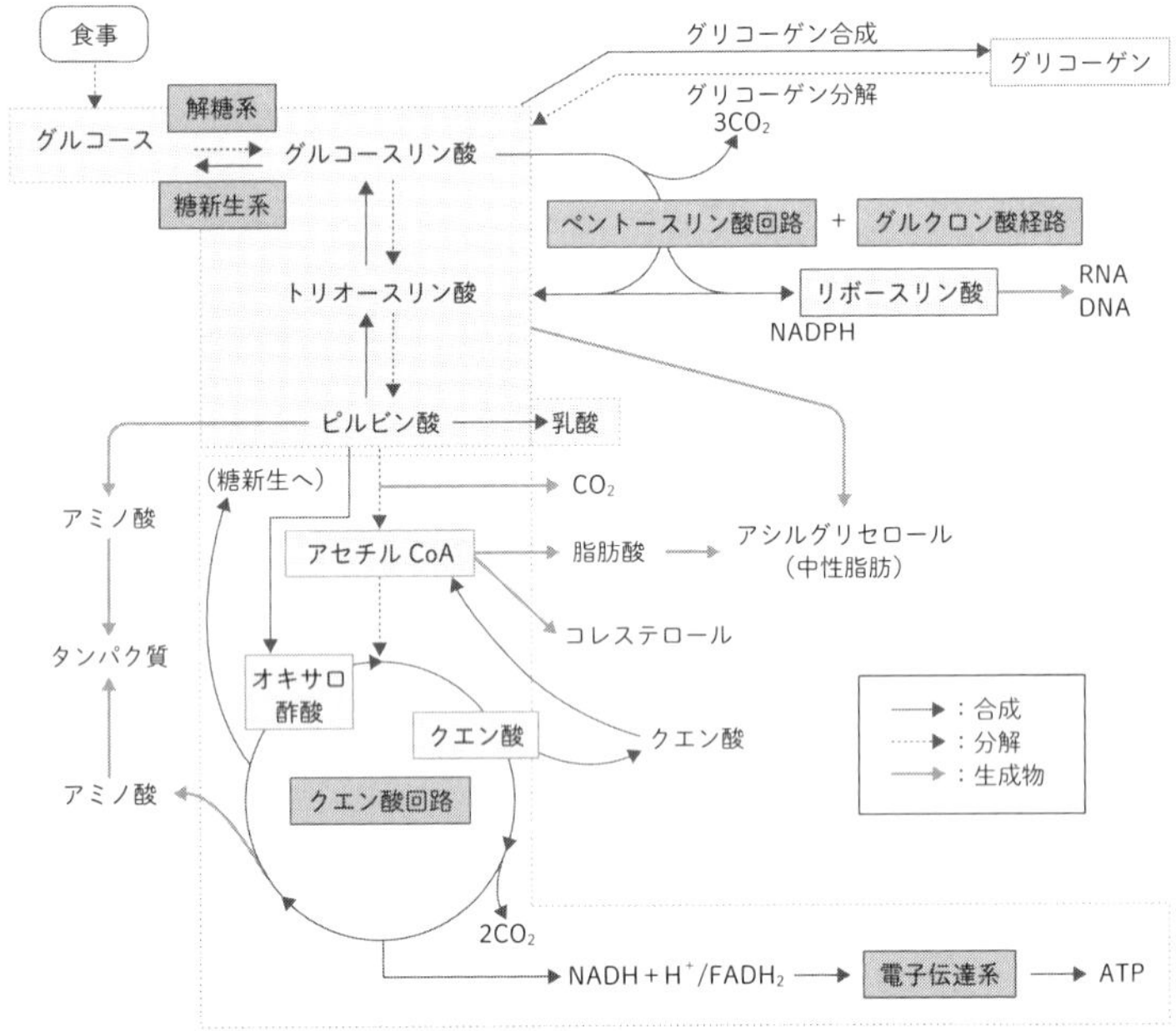

図14 糖質代謝の概念図

▶「栄養科学イラストレイテッド　生化学　第3版」（薗田　勝／編）、羊土社、2018より引用

糖質は、グルコース、フルクトース、ガラクトースに消化され、小腸から吸収されて門脈を経て肝臓に取り込まれます。肝臓に入った単糖類は、いくつかの反応ののち、すべてグルコースとなり、その一部はグリコーゲンとして蓄積され（※）、残りはグルコースとして血液中に放出されて全身のエネルギー源として活用されます（**図13**）。また、骨格筋では、グルコースをエネルギー源とし、余分はグリコーゲンとして蓄積されます。しかし、筋肉グリコーゲンは、肝臓のように血液中に「グルコース」として放出されません。筋肉にはグリコーゲンを細胞外に放出可能なグルコースに変換する酵素が欠如しているからです。そのため、筋肉グリコーゲンは筋肉収縮のためのエネルギー源として使われます。また、脳・神経系などでは、通常、グルコースをエネルギー源とし、他臓器にみられるように脂質をエネルギーにすることはありません。しかし、脳・神経系、筋肉は、絶食時や低糖質食にはケトン体（※）をエネルギー源にすることができます。

各組織に運搬されたグルコースは、インスリンにより細胞内に取り込まれ、細胞質においてまず**解糖系**（※）の分解を受けます（**図14**）。細胞質では無酸素状態でグルコースからピルビン酸まで代謝されグルコース1分子から2分子のATPが産生されます。さらにピルビ

※…グリコーゲンとして蓄積：空腹時など必要に応じてグリコーゲンからグルコースに分解されます。
※…ケトン体：アセト酢酸、β-ヒドロキシ酪酸、アセトンの総称。
※…解糖系：グルコースがピルビン酸あるいは乳酸に代謝される経路。

ン酸はアセチルＣｏＡを経てミトコンドリアに入り、有酸素下で**クエン酸回路**へ入っていきます（**図14**）。そして、アセチルＣｏＡはオキサロ酢酸と結合してクエン酸となります。一方で、オキサロ酢酸もピルビン酸から生成されてクエン酸回路に入ります。このクエン酸回路では、いくつかの反応を経て、**電子伝達系**を介してＡＴＰが産生されるのです（**図14**）。このようにアセチルＣｏＡが好気的に酸化され二酸化炭素と水になる一連の反応経路をクエン酸回路といい、グルコース１分子から30～32分子のＡＴＰが産生されます。

血中のグルコース濃度が異常に低下すると、エネルギー補給が不十分になるために、乳酸、ピルビン酸、アミノ酸などからグルコースを新しく生成される**糖新生**の回路が亢進します。糖新生は、いわば解糖系の逆の経路です。

なお、食物繊維は、腸内細菌により発酵されて短鎖の脂肪酸を産生し、エネルギー源となります。これを**発酵性エネルギー**といいます。

糖質の調節

血糖とは、血液中に含まれるグルコースのことで、その濃度の測定値を**血糖値**といいます。健常者の血糖値は70～１１０㎎／dℓで、各組織に常にグルコースを供給し続けるためには、この値を一定に維持しておくことが必要です。血糖を調節するホルモンは多く存在しますが、

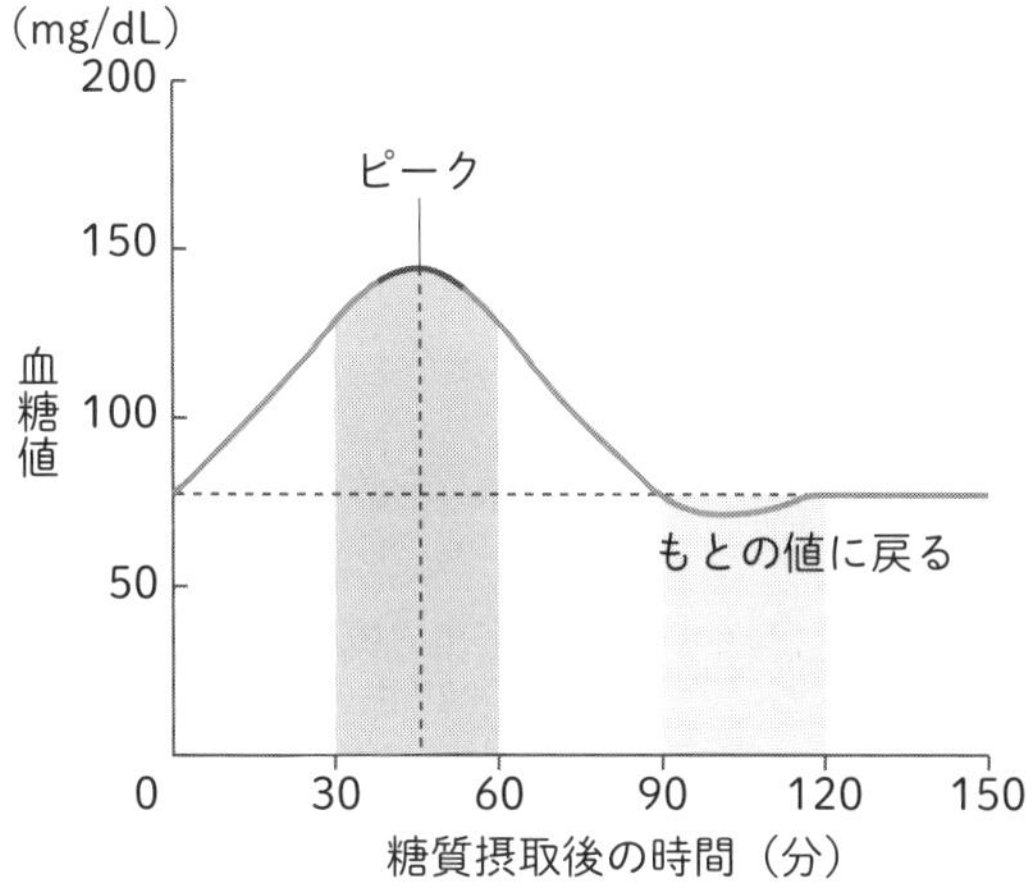

図15　健常者の血糖曲線

▶「栄養科学イラストレイテッド　基礎栄養学　第５版」（田地陽一／編）、羊土社、2024より引用

低下させるのは唯一、膵臓ランゲルハンス島のβ細胞から分泌される**インスリン**です。血糖を上昇させるホルモンには、膵臓からの**グルカゴン**、副腎からの**アドレナリン**、下垂体からの**成長ホルモン**、甲状腺からの**チロキシン**、副腎からの**グルココルチコイド**などがあります。糖尿病は、インスリンの作用不足によって起こる病気で、インスリンの作用には、組織細胞へのグルコースの取り込みの促進、グリコーゲンの合成促進、中性脂肪の合成亢進、体タンパク質の合成亢進があります。

食事をすると、糖質の摂取量が増大するので血中のグルコース濃度は上昇します。健常者の場合、食後血糖は上昇をはじめて30～60分でピークになり、血糖の上昇に伴いインスリンが分泌されて血糖が低下し、90～120分にはもとに戻ります。これを**血糖曲線**といいます（**図15**）。糖尿病になると空腹値、最高値、低下値が高くなります。食事療法では、低エネルギー食により肥満を改善してインスリン感受性を上げてインスリンの作用を改善し、低糖質食により食後の血糖上昇を抑制することになります。

ビタミンの代謝

ビタミンはそれぞれ独自の代謝経路をもちます。一般に**脂溶性ビタミン**は肝臓に蓄積され、必要に応じて血液中へ放出され、タンパク質と結合して各組織に移動します。**水溶性ビタミン**は、他の物質と結合し全身を巡回する場合が多いです。

脂溶性ビタミンの代謝

ビタミンの代謝にはそれぞれに特徴があります。例えば、**ビタミンA**は光と空気中の酸素で酸化されやすく、カロチノイド色素がプロビタミンAの作用をもちます。**ビタミンD**は熱や酸化に対して比較的安定しています。例えば、しいたけの成分やコレステロールが体内でプロビタミンDとなります。**ビタミンE**は還元性をもった酸化されやすい物質です。**ビタミ**

ンKは光やアルカリ性に対して不安定であり、一部は腸内細菌により合成されます。

水溶性ビタミンの代謝

ビタミンB₁は、大部分は二リン酸とエステル結合し、アルカリ性に不安定です。**ビタミンB₂**は、熱に比較的安定ですが、光やアルカリ性で不安定となります。**ビタミンB₆**は熱に安定で光によって分解されやすいです。**ビタミンB₁₂**は水やアルコールに溶けやすく、熱には安定です。**ナイアシン**は、熱や酸では分解されませんが、アルカリ性では不安定であり、体内ではトリプトファンからも合成されます。**ビタミンC**は酸性にはやや安定ですが、熱やアルカリ性には不安定であり、ヒト、サル、モルモットを除きほとんどの動物が体内で合成することができます。

ミネラルの代謝

ミネラルには、それぞれに種々の代謝があり、その特徴を整理すると次のようになりますが、最終的には腎臓を経て尿から排泄されます。

例えば、**カルシウム**は体内に最も含有量が多く、99％が骨と歯に存在し、残りが血液や他の組織に存在しています。血液や組織でカルシウムが不足すると骨や歯から放出され、一定の濃度が保たれるのです。**リン**は骨・歯に80～90％存在し、残りはATP、核酸、リン脂質、さらにリン酸塩として組織や細胞に存在しています。**カリウム**は、主として細胞内液に存在し、細胞外液のナトリウムとバランスを保っています。

ナトリウムは主として食塩として摂取され、吸収された後に細胞外液に、他の無機イオンとともに存在し、**塩素**は主として食塩としてナトリウムとともに摂取されてイオン化され、細胞外液に多くの無機質とともに存在しています。**マグネシウム**はカルシウムと性質が類似していて、骨や歯にその大部分が存在し、残りは細胞内や血液などに広く存在しています。

微量ミネラルである**鉄**は、赤血球のヘモグロビンや筋肉中のミオグロビン、さらに肝臓、脾臓《ひぞう》などのタンパク質と結合したフェリチンなどの成分となっています。**亜鉛**は鉄と同様に生体内に広く分布していますが、代謝の活発なところに比較的多く存在します。

第4章 エネルギー代謝

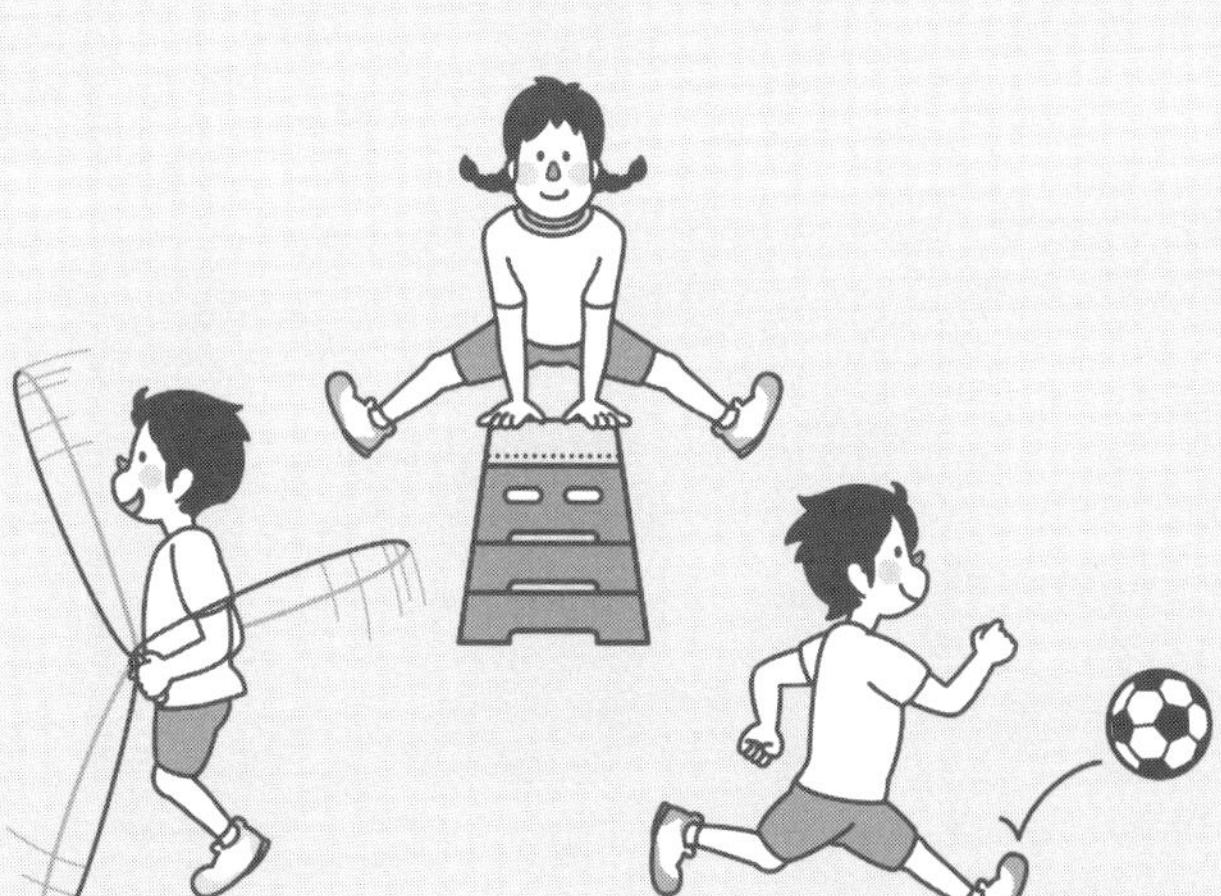

人間が生命のエネルギーをどのようにして獲得しているのかを知ることは、栄養学の基本です。人体のエネルギー代謝のしくみなどを学んでいきましょう。

生命のエネルギーと食物のエネルギー

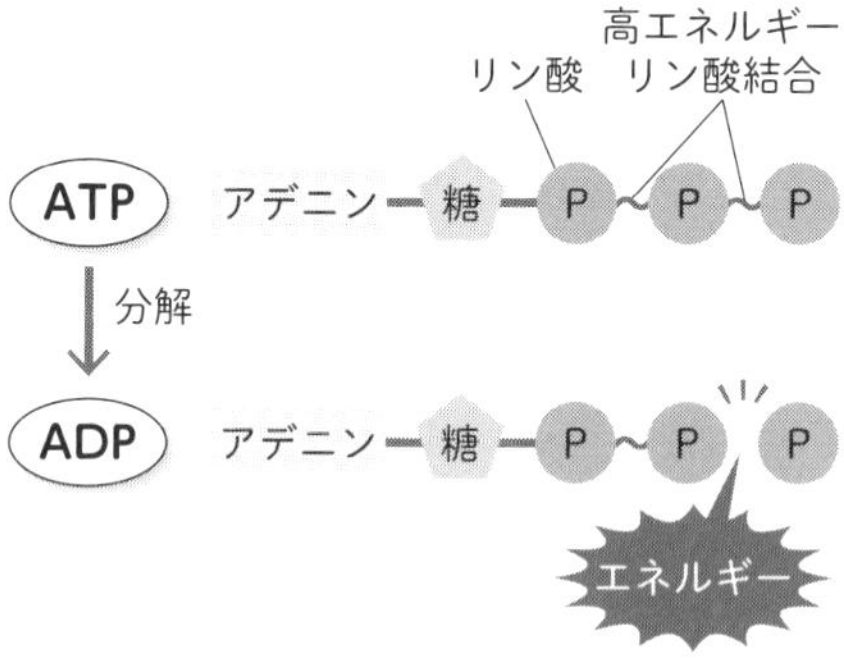

図1　エネルギー産生のしくみ

人間は、生命活動を営むうえで**エネルギー**が必要であり、そのエネルギーは日常摂取する食物から得ています。例えば、体温を維持するには熱エネルギーが、筋肉の収縮には運動エネルギーが、神経の情報伝達には電気エネルギーが必要です。人間は、食物中に含まれる炭水化物、脂質、タンパク質を酸化することにより、細胞内でアデノシン二リン酸（ＡＤＰ）にリン酸が高エネルギー結合したアデノシン三リン酸（ＡＴＰ）を産生し、各臓器に分配しています。ＡＴＰがＡＤＰとリン酸に分解される際に放出されるエネルギーを生命活動に必要なエネルギーに変換しているのです（**図1**）。

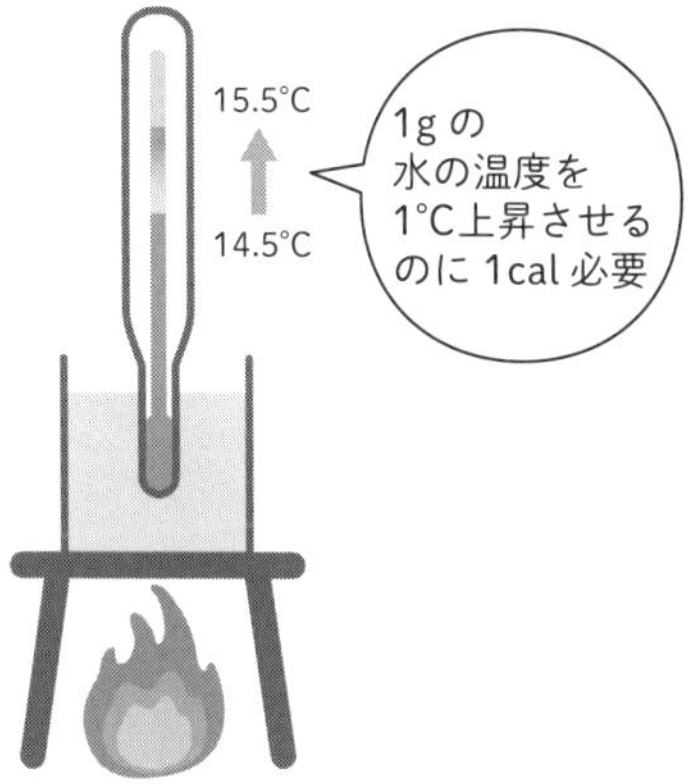

図2　1calの考え方

エネルギーの単位

人体のエネルギーは、結局、大半が**熱エネルギー**となるので、その大きさを表すのには熱エネルギーの単位である**カロリー**（cal）が用いられます。１calとは、１gの水の温度を１４・５℃から１５・５℃まで、１℃上昇させるのに必要なエネルギー量をいい（**図２**）、これを１０００倍したのが１kcalです。現在、熱エネルギーの単位は、国際的に**ジュール**（Ｊ）の使用が推奨されているため、栄養学におけるエネルギー単位もジュールに変更することが提案されています。１Ｊとは、１kgの物体を１ニュートンの力で１ｍ移動させるのに必要なエネルギーで、１kcal＝４・１８４kJとなります。

エネルギー産生栄養素

エネルギー源となる栄養素を**エネルギー産生栄養素**と

人体のエネルギー代謝

いい、これらの栄養素を空気中で燃焼させると1gにつき、炭水化物が**4・10kcal**、脂質が**9・45kcal**、タンパク質が**5・65kcal**の熱量を発生します。この値を物理的燃焼熱といいます。しかし、この値がそのまま体内のエネルギー量として算定されるわけではありません。例えば、紙を燃やせば熱エネルギーになりますが、私たちが紙を食べたとしても生命のエネルギー源にはなりません。紙の成分がセルロースであり、人間はその消化酵素をもたないからです。アトウォーターは、20世紀はじめのアメリカ人の平均的な食事内容から消化、吸収率を算定して、炭水化物、脂質、タンパク質の1gあたりの熱量をそれぞれ4kcal、9kcal、4kcalとし、これらを**アトウォーターのエネルギー換算係数**としました。したがって、食物のエネルギー量は、その食物に含有される各栄養素量にこの係数をかけて総計することにより、算定できるようになったのです。ただし、その後の研究で、食物の種類によりアトウォーターのエネルギー換算係数が多少異なることがわかり、現在の日本食品標準成分表で示されているエネルギー値は、各食物にエネルギー換算係数が決められていて、それによって算出されています。

（食物からの摂取エネルギー量）−（尿・便などからのエネルギー排出量）
＝（生体の消費エネルギー量）±（貯蔵エネルギー量）

図3　人体のエネルギー量の式

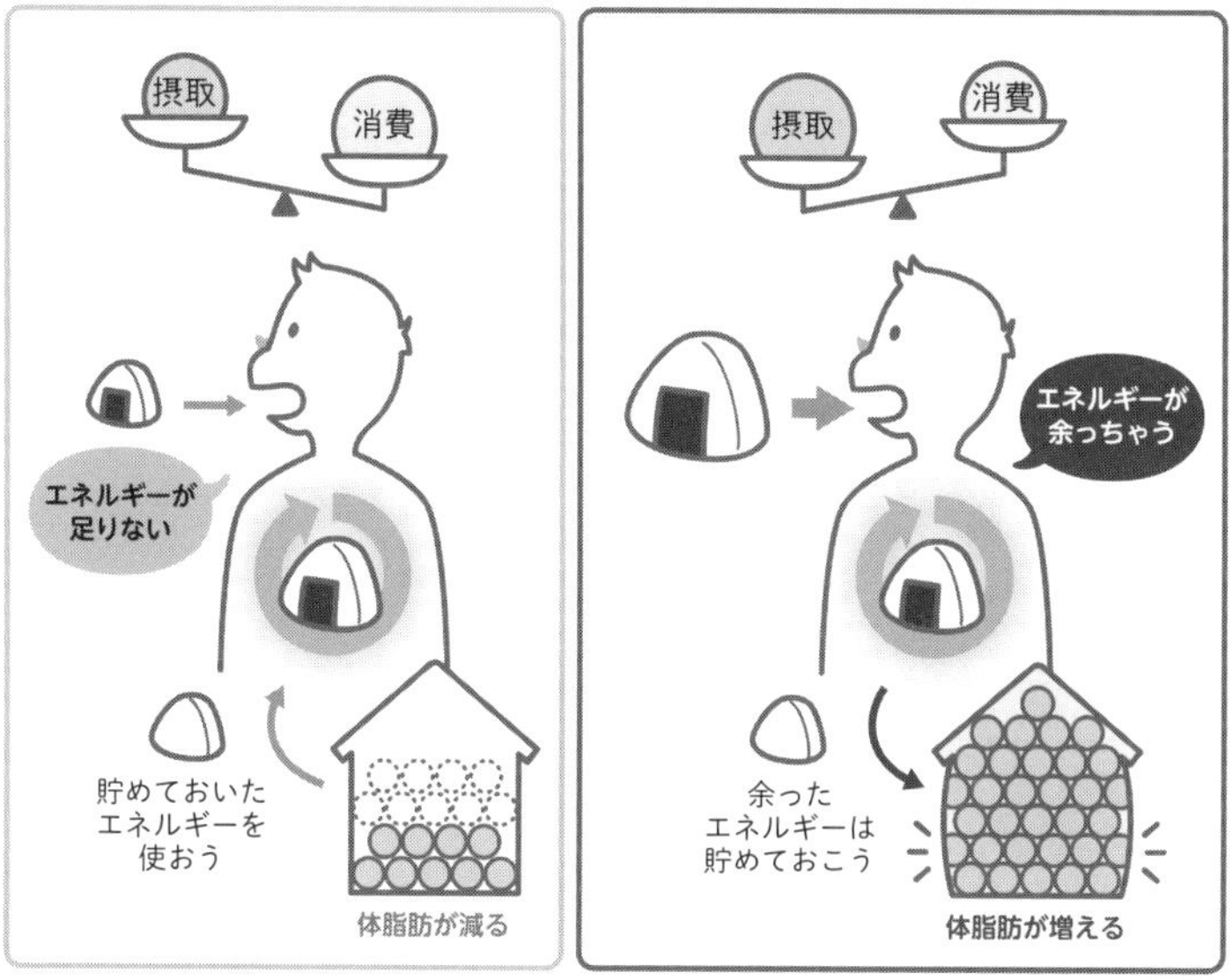

図4　摂取と消費のバランス

人体は、食物から摂取した栄養素を酸化分解することによりエネルギーを獲得して、それを消費しています。つまり、人体のエネルギーも、エネルギー保存の法則（※）に従い、摂取量と消費量のバランスが保たれているために**図3**の法則が成り立つのです。

摂取したエネルギー量に比べて、消費エネルギー量が多ければエネルギー出納はマイナスになり貯蔵エネルギー源である体脂肪は減少することになり（**図4左**）、消費エネルギー量が少なければエネルギー過剰となり体脂肪は増大

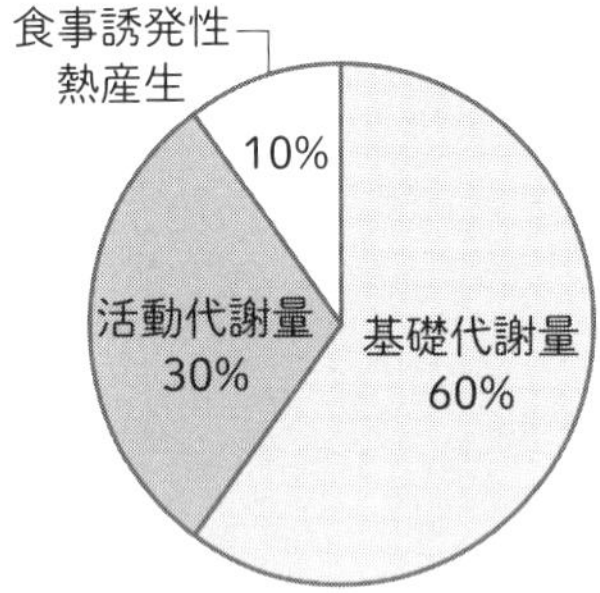

図5　１日のエネルギー消費量の割合

します（**図4右**）。このような生体内で行われる物質代謝をエネルギーの観点から観察することを**エネルギー代謝**といいます。エネルギー代謝には、**基礎代謝**、**活動代謝**、**食事誘発性熱産生**の3種類が存在します（**図5**）。

基礎代謝

基礎代謝量とは、人間が生きていくうえで最低限必要なエネルギー代謝量のことで、安静、覚醒、空腹状態で測定されます。つまり、何もしないで、静かに呼吸をし、心臓は鼓動して血液が循環し、体温は維持されている状態で消費されているエネルギーの量です。臓器・組織別にみると、骨格筋でのエネルギー消費量が最も多く、その次は肝臓、脳、その他となっています。脳は意外にもエネルギー消費量が大きいのです。ところで、基礎代謝量は体表面積に比例しますが、個々に体表面積を計算するのは困難であることから、体重あたりで示された基礎代謝基準値が算出されています。つまり、年齢、性が該当する値に体重をかければ１日の基礎代謝量をほぼ知ることができるのです。

また、基礎代謝は種々の要因の影響を受けます。例えば、年齢です。基礎代謝基準値は、成長期には体内代謝が活発なので高値となり、３歳のときが最高値となります。20歳以降は、わずかに減少傾向を示します。そして、性別でも異なります。基礎代謝基準値は男性のほうが高く、思春期以降は女性よりも５〜10％高いです。これは、男性のほうが筋肉量が多いためです。肉体労働従事者、スポーツをする人は、筋肉組織が大きいので基礎代謝量は多くなります。季節や環境温度の影響も受けます。基礎代謝量は夏に低く、冬に多くなるのです。ちなみに、体温が１℃上昇すると、基礎代謝量は約13％多くなります。

食事誘発性熱産生（ＤＩＴ）

食後には、特異的にエネルギー消費量が増大します。これは、消化液の生成と分泌、栄養素の消化・吸収、さらに肝臓における代謝の亢進によるものです。このように食物摂取によって誘発される熱産生を**食事誘発性熱産生**（ＤＩＴ）とよびます。摂取エネルギー量に対して、タンパク質は約30％、脂質が約４％、そして糖質が約６％、平均すると約10％が食事

※…エネルギー保存の法則：エネルギーの形態が変わってもエネルギーの総量は変化しないという物理学の法則。

推定エネルギー必要量 =
基礎代謝基準値(kcal/kg 体重/日)×参照体重(kg)×身体活動レベル

図6　推定エネルギー必要量の式

誘発性熱産生として消費されます。

推定エネルギー必要量の算定

標準体重内にあり、過剰栄養や低栄養のリスクがなければ**図6**の方法で推定エネルギー必要量を算定することができます。身体活動レベルは、1日の活動状況から、低い、ふつう、高いに分類して、それぞれの場合に、1・50、1・75、2・00をかけることによって算定できます。基礎代謝基準値は、「日本人の食事摂取基準」を参照してください。

第5章　ライフステージと栄養

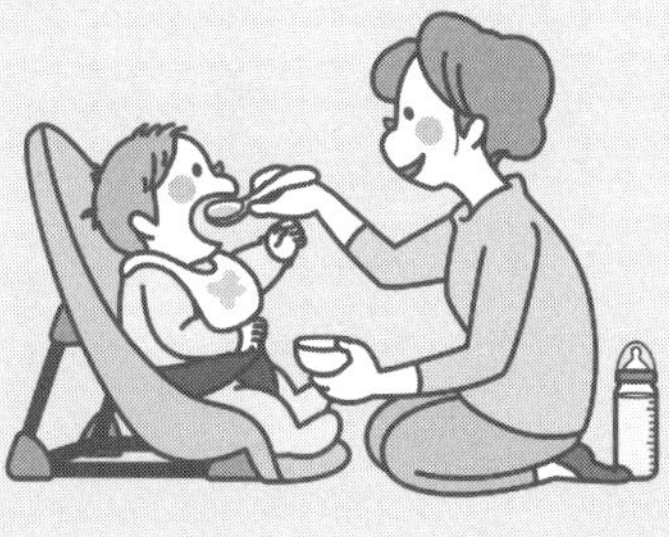

人間は、ライフステージごとに生理的特徴があり、それぞれの特徴に沿った栄養が必要になります。妊娠期、授乳期、発育期、思春期、青年期、成人期、そして高齢期と、人間は生まれて死ぬまで変化し続け、発病しやすい病気も異なっています。このような変化と特徴に適正に対応する栄養が、一生にわたって健康が維持できる原点となります。

妊娠期・授乳期の体の変化

女性は、妊娠、出産、授乳により心身が著しく変化します。この間、食事の嗜好、食欲、消化、吸収、さらに代謝が変化し、精神的ストレスも増大するので、栄養、食事への特別な配慮が必要になるのです。まずは、体の変化などについて説明します。

性周期

女性の卵巣や子宮は、成熟すると約28日を1周期として変化し、この変化を**性周期**（月経周期）といいます。性周期は、卵巣から分泌される**卵胞ホルモン**（**エストロゲン**）と**黄体ホ**

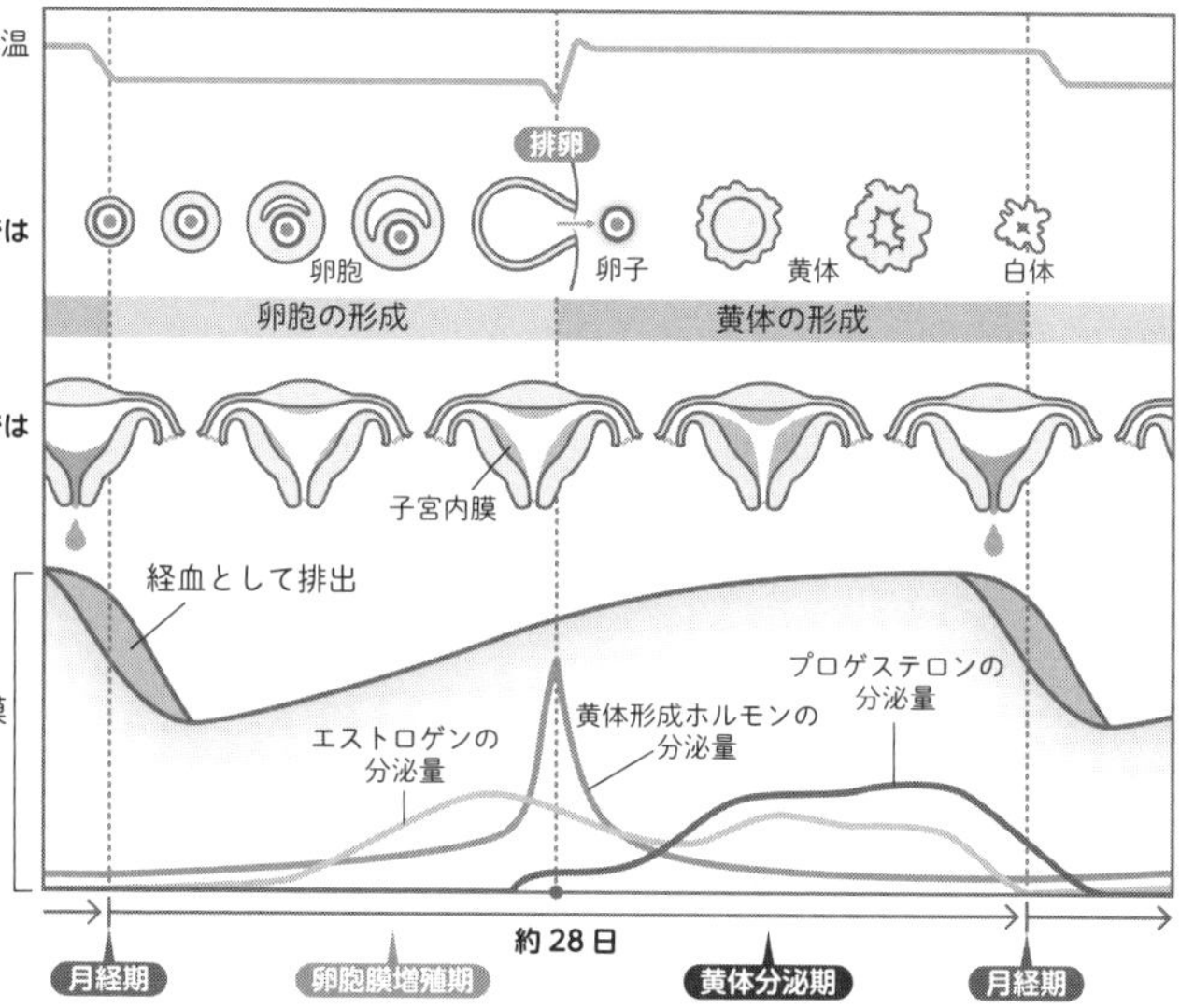

図1　性周期

ルモン（**プロゲステロン**）の規則的変化によって行われています（**図1**）。卵胞刺激ホルモンが下垂体前葉から分泌され、未熟な卵胞を発育成熟させ、エストロゲンを分泌させて子宮内膜の増殖を促します。一方、卵胞刺激ホルモンの分泌が抑制され、黄体形成ホルモンの分泌が促進し、この比率が一定のレベルに達すると、**排卵**が起こります。排卵後は、卵胞膜が増殖して黄体がつくられてプロゲステロンとエストロゲンが分泌されます。プロゲステロンは、子宮内膜を肥厚充血させて分泌をさかんにし、受精した卵子が着床しやすくするのです。受精しない場合、黄体は吸収されてプロゲステロンは分泌されなくなり、子宮内膜は壊れて**月経**となります。

　このような性周期により基礎体温が変化

するため、体温測定によって周期の状態を知ることができます。つまり、月経期や卵胞膜の増殖期には低温相となり、黄体分泌期には高温相になるのです。

受精と着床

受精とは、卵子と精子が結合することをいいます。女性の腟内に射精された精子の大部分は、腟内が酸性のために死滅しますが、一部が子宮を通って卵管上部で卵子と結合します。受精が完了すると、卵子周辺に卵黄膜が形成されて、他の精子の侵入を防ぎ、**受精卵**となるのです。受精卵は、細胞分裂をくり返しながら子宮腔に下りてきます。

子宮壁の一定部位に受精卵が定着し、胚の発育の準備をはじめる現象を**着床**、受精卵の着床をもって**受胎**といい、この受胎をもって**妊娠**の開始となります。受精後5～7日頃に子宮内膜に入り、細胞分裂を続けることになるのです。

母体と胎児の生理

妊娠期間とは、妊娠前の最終月経の第1日目から数えて280日（40週、10カ月）です。

妊娠すると胎児が発育し、母体は著しく変化します。妊娠終了時までに子宮が約20倍、卵巣

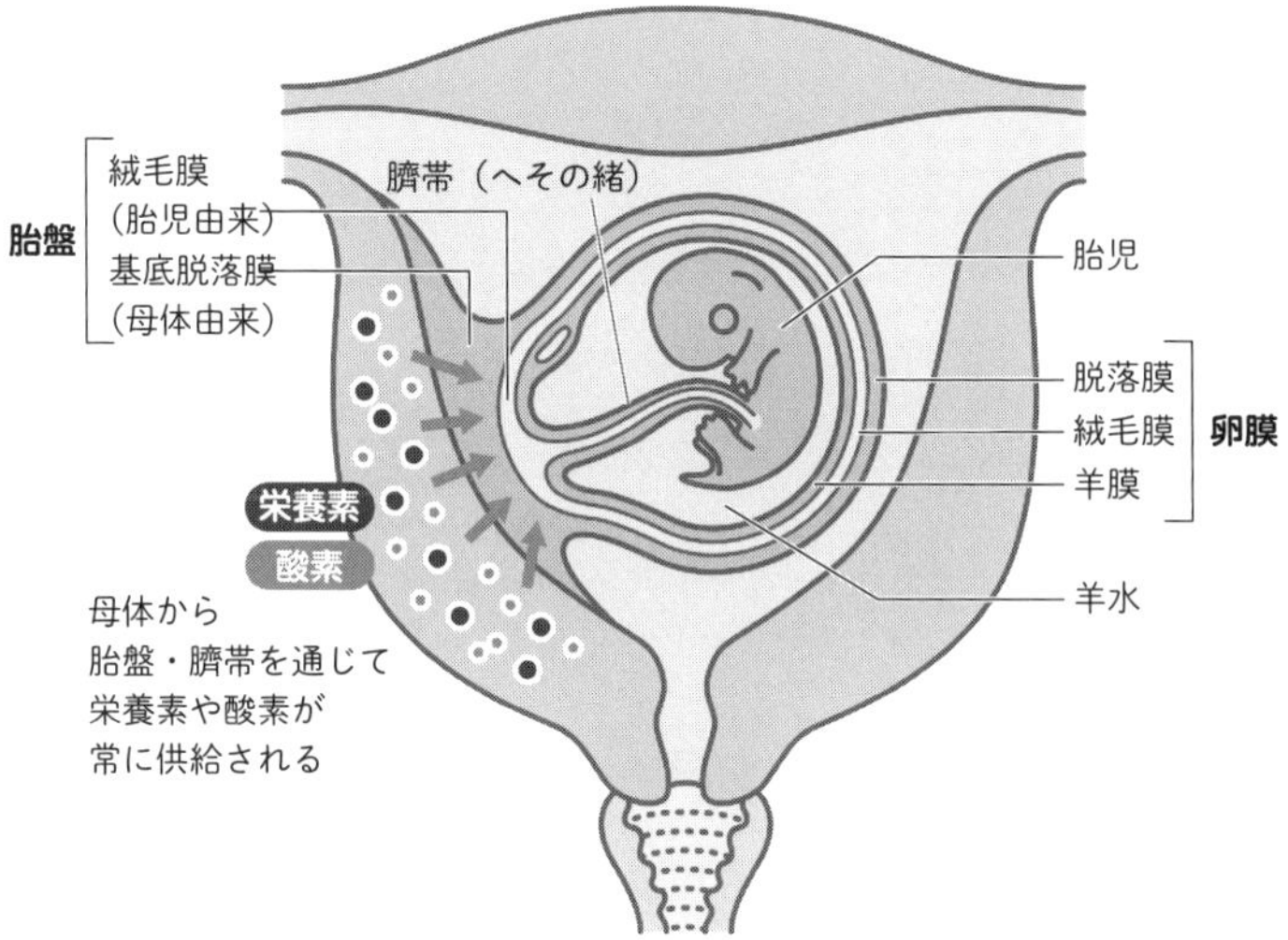

図２　胎児の発育を支える器官

が1.5倍、乳房は約２～３倍になります。血液量は、妊娠12週頃より著明に増大し、妊娠末期には20～30％増大します。妊娠末期には、組織間隙に多量の水分が貯留し、皮下組織には約３kgの脂肪が貯蔵されます。母体の心臓、肝臓、腎臓などの代謝は亢進し、基礎代謝量は増大するのです。

着床した受精卵は約２８０日間で、約３kgの胎児になります。この発育に必要な栄養素や酸素は、子宮内で、胎盤《たいばん》、臍帯《さいたい》を通して母体から供給されます。胎児には、母体と胎児のつながりを円滑にし、胎児の発育を保護するいくつかの器官（胎児付属物）があります（**図２**）。

まずは、**卵膜**です。胎児を包んでいる膜で、**脱落膜**、**絨毛膜**、**羊膜**の３層からなり、胎児を物理的・化学的影響、さらに細菌感染から防いでいます。

次に**胎盤**です。母体由来の**基底脱落膜**と胎児由来の**絨毛膜**とから構成されています。胎児は、胎盤を通して、母体から酸素や栄養素をとり入れ、不要なものを母体に戻しているのです。胎盤は、胎児の発育や母体の健康を維持するために、種々の物質代謝や内分泌機能を果たしています。

３つ目が**臍帯**です。胎児と胎盤を結ぶ臓器であり、直径約１㎝、長さ50～60㎝のひも状です。胎盤から酸素や栄養素を胎児に送る動脈血が流れる**臍帯静脈**と、胎児からの二酸化炭素や老廃物を母体血に排出する静脈血が流れる**臍帯動脈**の２本からなります。

最後に**羊水**です。卵膜の中に満たされている塩類溶液をいいます。羊水は、胎児と子宮間の衝撃を少なくし、一定の温度を保っています。分娩時には、卵胞を形成して産道を拡大し、卵膜が破れて破水することで産道を滑らかにするのです。

産褥期・授乳期の変化

分娩後の産褥《さんじょく》期、授乳期には、妊娠中に母体を維持し、胎児を発育させるために変化した臓器は、元の非妊娠時に戻ります。また、分娩時には血液が約３００㎖失われるため血液の修復も行われます。さらに、２～３日目から乳汁の分泌も開始されます。

妊娠と栄養

妊娠すると、母体や胎児の健康を維持するために、エネルギーや栄養素の必要量は増大します。妊娠に必要なエネルギーの総量は、約８万kcalで、そのうち約３万６０００kcalは脂肪の蓄積に使われます。この脂肪は母体に蓄えられ、胎児へ供給するエネルギーの予備と出産後の乳汁に活用されるのです。妊娠の体重増加は約９kgが好ましいとされています。そのために、妊娠中期の妊婦はエネルギー摂取量を１日に２５０kcal増加させる必要があります。例えば、18～29歳の女性は、推定エネルギー必要量が２０００kcalなので、妊娠すると２２５０kcalの摂取量が必要になります。タンパク質において、妊娠中期の妊婦は５g付加する必要があり、例えば、20歳の女性は、タンパク質の推奨量が50gなので、妊婦は55gを摂取する必要があります。その他、ビタミン、ミネラルについてもそれぞれ付加が必要になります。

妊娠中に起こりやすい疾患

妊娠悪阻

妊娠1～2カ月頃、**つわり**により悪心、嘔吐、食欲不振がみられます。つわりは、一般には短期間で消失しますが、悪化して、脱水症、アシドーシス（※）、中枢神経障害が起こることを妊娠悪阻《おそ》といいます。軽度なつわりでは、悪心が起こりやすい食べものを避ける程度で問題はありませんが、妊娠悪阻の場合は、輸液などの治療が必要になります。

妊娠高血圧症候群

妊産婦死亡原因の1位であり、妊娠後期に高血圧とタンパク尿が出現します。減塩とタンパク質の制限が必要になります。

貧血

妊娠すると一般に貧血傾向になり、その多くが**鉄欠乏性貧血**です。鉄含有量の多い動物性食品を摂ることが必要で、非妊娠時から鉄不足にならないように気をつけることが重要です。

授乳と栄養

授乳婦の母乳分泌量は、１日に平均７５０㎖であるので、これをつくり出すために、エネルギーを３５０㎉、タンパク質を20ｇ程度増大させることが推奨されています。また、ビタミン、ミネラルの必要量も増大するので、栄養素全体が不足しないように気をつけることが重要です。

※…アシドーシス：酸塩基平衡を酸性側にしようとする状態のことです。

発育期の生理

発育期には、**新生児期**、**乳児期**、**幼児期**、**学童期**があります。発育期は、「基本的な生命活動」のために必要な栄養を補給するのに加えて、「発育」のために必要な栄養を摂る必要があります。発育速度は、発育期を通して一定ではなく、個人によっても一様ではありません。この期間は、心身ともに大人へと成長する過程であると同時に、生涯にわたって健康に影響を及ぼす生活習慣の形成期にあります。

新生児期の生理

出生直後の新生児のエネルギー消費量は少ないですが、生後1週間経つと1日に必要なエネルギー摂取量は約１２０kcalになり、その後徐々に増加します。母乳の分泌量も最初は少ないものの、１週間すると１２０～１５０mℓ／kgになり、新生児の要求量をほぼ満たせるようになります。この間の**エネルギーの不足分は、体脂肪で補います**。新生児では、少糖類、タンパク質、脂肪は比較的よく消化・吸収されますが、アミラーゼの分泌量が少ないのででんぷんの消化は容易ではありません。新生児は、腎臓での尿の濃縮能力が弱く、体外への水分排出量が多くなるので、それだけ多くの水分が必要になり、不足すれば脱水状態に陥りやすくなります。人工乳（後述）のタンパク質や電解質は、濃くなり過ぎないように注意する必要があるのです。

乳児期の生理

乳児期は発育速度が最も速く、体重あたりの各栄養素の消費量は著しく高いです。水分や食事を本能的に摂取する能力は生後2カ月頃には完成しますが、自分の欲求を表現する能力はまだ十分ではありません。栄養の消化・吸収の能力も低いので、授乳の回数は、生後1～2カ月では6～7回、生後2カ月を過ぎれば5～6回、生後3カ月を過ぎても5回は必要です。生後5～6カ月を過ぎると離乳期に入り、でんぷんの消化・吸収能力も向上します。しかし、咀嚼や飲み込む能力はまだ不十分であり、乳以外の食品の摂取は、流動性のある半固形から固形物へと段階を踏んで移行していきます。

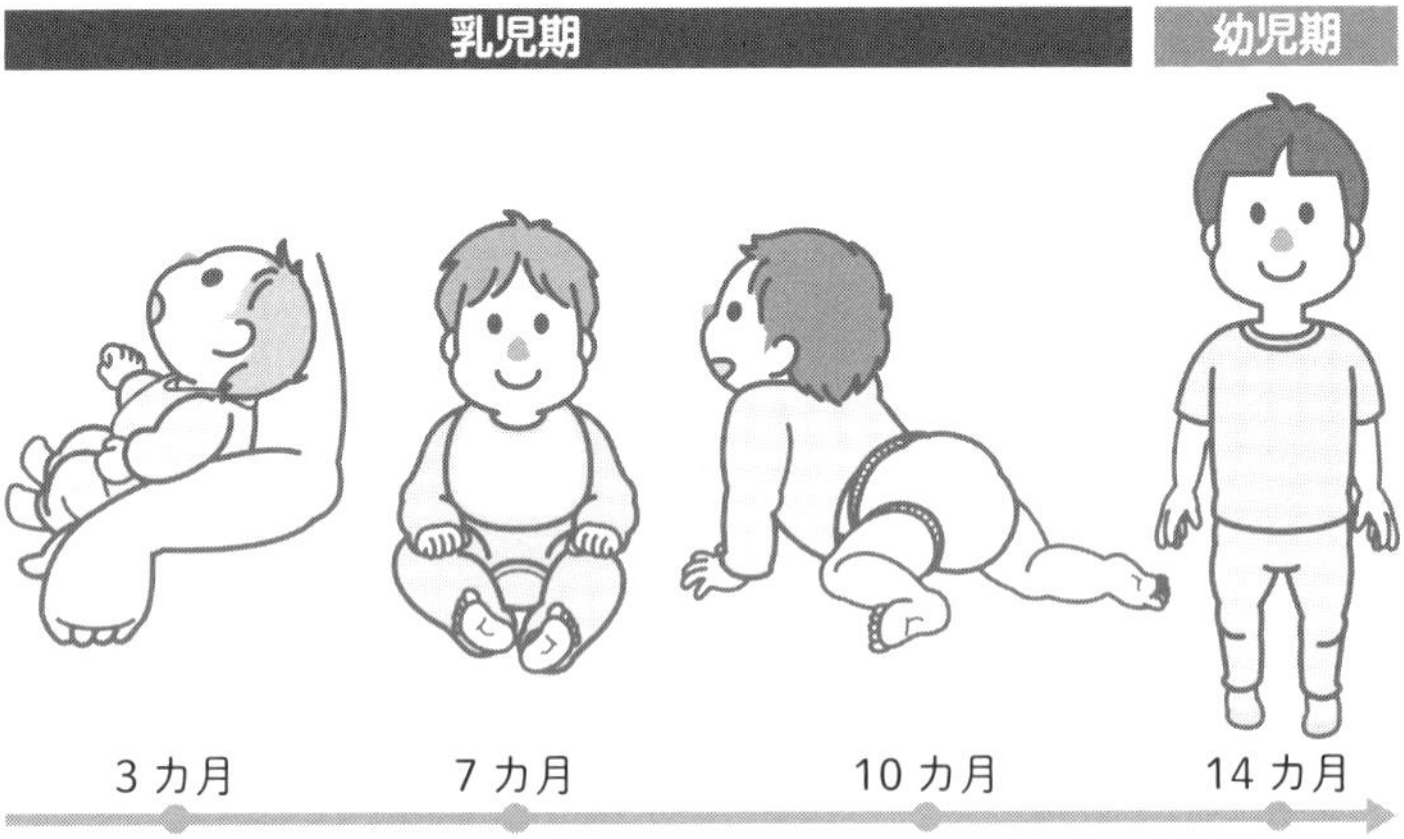

図3　乳児期から幼児期への体の変化

幼児期の生理

幼児期の身体は、著しい発育からしだいに安定した状態へと変化します。乳児期は体脂肪が多く、丸みをおびた体型ですが、幼児期になると体脂肪は減少し、骨格や筋肉の発達に伴って身長と手足が伸びて体型は細長になり、運動機能が発達します。これによって、出生後3カ月で首が座り、7カ月で独り座りができ、10カ月で這《は》うことができ、14カ月で独り立ちができるようになるのです（**図3**）。

幼児期は咀嚼・嚥下能力が向上し、摂取できる食品数も増加し、食習慣が形成されてくる時期でもあります。適正な栄養素の摂取ができるように、食事に対して、好き嫌いがなく、規則性があり、食事のおいしさや楽しさを感じられるように学習させる時期でもあります。食事は、朝、昼、夕の食事と2回の間食が必要になります。**胃が小さいため複数回に分けた食事を摂る必要があるのです。**

学童期の生理

6～12歳の小学生の年代は**学童期**といわれ、身体の器官や臓器が発達して、徐々に大人に移行する時期です。6歳を過ぎると、成人とほぼ同じに食物を消化・吸収できるようになります。男児で13～15歳、女児で11～13歳頃に、身長と体重が急速に増大します。

新生児・乳児の栄養

母乳

新生児・乳児の栄養として、**母乳**があります。分娩直後の2～3日は母乳の分泌量は少ないですが、乳児の吸乳の刺激によって3～4日後から急速に増大し、10～14日後には母乳のみで乳児の必要量を満たせるようになります。出産後の数日間の乳汁を**初乳**《しょにゅう》といいます。初乳は黄色をおびて、成熟乳よりタンパク質、特にラクトアルブミン、ラクトグロブリン、ミネラルが多く、脂肪は少ないのが特徴です。10日以降になると乳汁の組成が安定し、多くの脂肪球が存在した**成熟乳**になります。初乳から成熟乳までの乳汁を**移行乳**といいます。母乳中には、抗菌作用を有する各種の免疫グロブリン（抗体）が存在しています。出生後の2～3日は、母子ともに慣れていないので、5～10分間ずつ母子が疲れない程度で授乳を実施します。生後10日を過ぎると授乳は10分前後ですむようになり、乳児の要求に合わせて飲ませていきます。

人工乳

母乳の替わりに乳児に与える牛乳・乳製品をいいます。牛乳は人乳に比べて、タンパク質とミネラルが多くラクトースが少ないです。特に牛乳にはカゼインが人乳の約6倍含まれ、カルシウムは約4倍、リンは約7倍含まれています。また、牛乳は胃の中で凝固した場合の塊が大きく、消化に時間がかかります。このような牛乳の問題点を解決して、人乳に近い組成の乳汁にしたのが育児用乳製品であり**調製粉乳**といわれます。調製粉乳の改善により、人工乳でも正しく使用すれば母乳栄養に劣らない発育が可能ですが、母体由来の免疫グロブリンが摂取できないため感染症に対する抵抗力が低くなるとの意見もあります。災害時などでも利用できる液体ミルクもあります。

混合栄養

母乳と人工乳を併用して乳児を育てることです。例えば、母乳の分泌量を多くする努力をしても乳児の発育が悪い場合や母親の社会活動のために授乳時間がとれない場合は、授乳回数の何回かを人工乳で代用することもできます。

離乳

離乳の開始は生後5～6カ月、あるいは乳児の体重が7kgを超えたときが適当です。離乳食を進める目安を国が定めているので、この流れを参考に進めて、摂取エネルギーの3分の2以上を乳汁以外のものから摂れるようになれば、離乳が終わります。この時期は、およそ満1歳です。離乳が終了し、人工乳を中止したとしても、種々の栄養素を補給するために牛乳は飲んだほうがよいです。

新生児・乳児の栄養障害

下痢

腸管感染、食物アレルギー、あるいは不適正な食物の摂取などで下痢をすることがあります。下痢の状態をみて、粉乳の希釈や離乳食を中止しますが、水分の補給は継続的に行います。母乳栄養児は、しばしば下痢をしますが、きげんがよく、食欲があれば、心配なく、母乳を続けてもよいです。

便秘

母乳不足、不適正な調乳、離乳スケジュールの遅れなどで便秘を起こすことがあります。適正な授乳に改善すると同時に、発酵性の食品や果汁を与えて様子をみます。肛門括約筋を刺激すれば排便をみることがあり、浣腸や下剤はしないのが原則です。

食物アレルギー

喘息、湿疹、蕁麻疹、嘔吐、下痢、腹痛などがみられます。医療機関でアレルギーの原因となるアレルゲン食品を特定し、その食品を回避することが必要です。代表的なアレルゲン食品には、牛乳、卵、大豆、魚介類、肉類、穀物などがあります。

乳糖不耐症《にゅうとうふたいしょう》

ラクトース分解酵素の不足や不活性によりラクトースが分解できず発症します。下痢、嘔吐、痩《や》せが主症状で、便は水様、酸性、発酵性になります。対応としては、乳糖除去乳に変換することです。

幼児の栄養

幼児になると成人とほぼ同じものを食べるようになり、家庭の食事の影響を受けながら個人の食習慣が形成されます。現在、日本人の食事は、豊かな食環境のなかでそれぞれの家庭がもつ食習慣に、地域、経済、さらにマスコミからの情報の影響を受けながら多様な食生活が行われているため、この時期の食事は重要な意味をもちます。

幼児の食事

一般に幼児の食事では、成長期に必要なタンパク質、カルシウム、鉄、各種ビタミンが不足する傾向にあります。1～2歳は、咀嚼能力が未発達のために軟食《なんしょく》を中心にした食事になります。ご飯は軟らかくし、麺類、パン、ビスケットなどを主食とし、主菜は軟らかい肉、ひき肉、レバー、脂肪の少ない魚、卵、チーズなどを加熱調理します。野菜類、いも類も煮浸たしや煮たものにします。

幼児期の食事の与え方

一方、幼児期は自我が発達する時期でもあり、1歳半～3歳までは特定の食べものや食器に執着し、食欲や嗜好にもムラがあります。しかし、これも3歳を過ぎると安定してきます。肉体的にも精神的にも発達する時期なので、いろいろな食品を食べさせ、楽しい雰囲気で食べる習慣をつけることが大切です。１日３回の食事では成長期の栄養量を満たすことができないので、午前と午後におやつとして間食を与えます。１回のおやつは、１日の摂取エネルギーの20％として、甘いものや、油っぽい菓子類に偏らないで、しかも次の食事に影響が出ないように消化・吸収のよいものとします。

幼児の栄養障害

肥満

幼児期の肥満は、その後の成人肥満、生活習慣病につながる可能性があるので注意が必要です。しかも、成長期の肥満は脂肪細胞数の増加が伴い、肥満治療における減食に反応性が悪い難治性の肥満につながる危険性があります。

栄養失調症

この時期の低栄養障害にはタンパク質・エネルギー欠乏症があり、特にタンパク質が欠乏するクワシオルコルと、エネルギーが欠乏するマラスムスに大別されます。著しい偏食によるビタミン・ミネラル欠乏症もみられます。

学童期の栄養

学童期は、骨や筋肉の発達が著しいので、良質なタンパク質やカルシウムが必要です。良質なタンパク質源は、肉類、魚介類、卵類、牛乳・乳製品で、これらを積極的に摂取するようにします。砂糖の過剰摂取は虫歯、肥満、糖尿病、食塩の過剰摂取は高血圧の誘因になるので、この時期から甘い菓子類を控えめにしたり、薄味の料理を摂るようにしたりといったことを習慣化する教育が重要です。

小学校ではほぼ100％の学校が学校給食を実施し、近年、中学校にも約80％実施されて年々、拡大しつつあります。学校給食は、家庭での食事を栄養補給の観点から補完すると同時に、食事の意義、作法、さらに食べ方を学習します。特に、栄養教諭による食育は、学童に対する効果的な栄養教育になっています。

学童期の栄養障害については、思春期、青年期の項目にて説明します。

思春期・青年期の生理

中学生になると発達に個人差が生じるようになり、高校生の発達は最終段階になります。個人差はありますが、女子では10歳から、男子では12歳から**思春期**とよばれ、第二次性徴の発現する時期です。それ以降、25歳くらいまでを**青年期**とよんでいます。

新生児、乳児に比べて、幼児、学童期になると身長の伸びが緩やかになります。しかし、思春期になると急激に背が伸びて、男子では17～18歳、女子では14～15歳で停止しますが、それに引き続いて第二次性徴が出現します。心臓、肺、筋肉などの臓器が発達し、体重、胸囲が増大するのです。男子は筋肉質になり、性器が発達し、声変わりが起こり、女子は10～12歳で初潮がはじまり、月経周期に伴って皮下脂肪が増大し、乳房が発達して女性らしい体型になります。

思春期・青年期の栄養

人間の成長過程で、身体的にも精神的にも、最も大きく変化し、主体的になるのが思春期であり、この時期の栄養や食事内容は重要な意味をもちます。エネルギー、タンパク質、ビタミン、ミネラル、食物繊維が不足せず、糖質、脂肪、食塩を摂り過ぎない習慣をつけることが大切です。また、中学生、高校生、大学生になると、生活が多様化し、複雑になり、外食が多くなります。食事は不規則になり、孤食、減食、過食、欠食、夜食などの機会が多くなり、食事内容が偏るので、食事のリズムが不規則にならないように注意することが必要です。

この期間は、一般に生活が活動的になり身体活動量が増大するので、その変化に対応するようにエネルギーや各種栄養素を積極的に摂取する必要もあります。特に、運動部に所属してスポーツに親しんでいる人やアスリートをめざす人は、栄養や食事に関する課題が競技内容により異なります。

学童期・思春期・青年期の栄養における問題

偏食

食品や調理法に著しく偏りがあり、健康や成長に影響を与えることをいいます。一般には、家族や友人、知人の食事の影響で食べものに好き嫌いが生じることが原因になることが多いですが、家庭や地域の伝統的な食習慣、あるいは食品の供給状態により偏食が生じることがあります。学童に対して、何でも、好き嫌いなく食べることを教育すると同時に、家族が偏食しないように、調理法や味つけを工夫し、間食での菓子類の摂取を控えて、食事時に空腹感が生じて食欲が出るようにします。

食欲不振

食事全体への食欲が低下することをいい、一部の食べものが食べられない偏食とは異なります。食欲不振の場合、親子・兄弟・姉妹関係、交友関係、成績不振などが原因になっていることもあり、これらの原因を早期に見つけることも大切です。食欲不振が、著しく病的状態になるのが**神経性食欲不振症**で、思春期の女子に多くみられます。神経性食欲不振症は、痩せ願望が強く、拒食、無月経、浮腫、便秘、活動性がみられ、原因には、親子・兄弟・姉妹の人間関係、環境、精神発達の未成熟などがあり、個人差が大きいです。著しい低栄養状態にあり、痩せ願望とダイエットに関する強い関心をもっているので、専門家による栄養指導が必要であり、家族を含めての精神・心理療法も必要です。

成人期の生理

日本では法律によって18歳以上を**成人**と定めています。本書では18〜60歳くらいまでの人々を**成人期**とよぶこととします。

一般に18歳になると心身の成長は完成して安定期に入り、社会活動が活発になり、自立し、結婚し、出産や育児がはじまります。健康状態は、しばらく安定していますが身体の諸活動は徐々に低下しはじめ、50歳前後には**更年期**を迎えます。女性の場合、卵巣機能が低下し、種々の症状が出現し、閉経が起こり、男性も更年期症状を起こすことがあります。更年期になると、身体の機能的低下と同時に精神的・心理的変化も起こり、いわゆる人生の節目を認識するようになります。この前後から、生活習慣病が発症するようになるのです。

成人期の栄養と生活習慣病

成人期の栄養状態は、比較的安定していますが、過剰栄養の一部としての肥満や**生活習慣病**が起こりやすくなります。生活習慣病とは、食事や活動など日常の生活習慣の偏りが誘因となり発症する疾患で、感染症のように原因となる病原菌が存在しません。具体的には、肥満症、動脈硬化、糖尿病、狭心症、心筋梗塞、高血圧症があります。

生活習慣病を予防するために、メタボリックシンドローム対策として**特定健診・特定保健指導**が展開されています。糖尿病、動脈硬化、虚血性心疾患、脳卒中の予防のために、これらの危険因子となる内臓脂肪、高血糖、高脂質、高血圧などを軽減するための生活習慣の改善が目標にされています。例えば、脂質異常症に対しては、総エネルギー摂取量が肥満の発症に関与し、肥満は各種の脂質異常症の誘因になるので、肥満が存在する場合には第一に減量を行います。また、肥満の有無に関係なく、高ＬＤＬコレステロール血症の場合は、飽和脂肪酸とコレステロールの摂取量を減少させ、多価不飽和脂肪酸と水溶性食物繊維を増大させます。低ＨＤＬコレステロール血症や、空腹時高トリグリセライド血症の場合は、糖質を減少させることになり、高血圧の場合は、減塩によるナトリウムの制限とカリウムの摂取量を増大させるために野菜類、果物類を多く摂るようにします。

高齢期の生理

年齢が高い人々を**高齢者**といいますが、年齢の定義にはさまざまあります。日本では、一般に65～74歳を**前期高齢者**、75歳以上を**後期高齢者**といいます。

加齢により、心身の状態は著しく変化し、一般に活動は低下して縮小傾向になります。各臓器や組織は十分に機能しなくなり、生理的抵抗力も低下して弱くなり、環境変化もあり、種々の病気になりやすく、治りにくく、慢性化しやすい傾向があります（**図4**）。

30歳のときを１００％だとすると、70歳のときの基礎代謝率は約80％に、腎臓の糸球体ろ過率は約70％に、腎臓を流れる血漿量は約50％に、肺活量は約55％に、最大呼吸容量は約40％に低下します。尿量が減少して老廃物の排泄が悪くなり、尿の濃縮力も低下します。

高齢者の身体的特徴は、各種組織や臓器、細胞の機能が減少し、内分泌系や神経系の機能

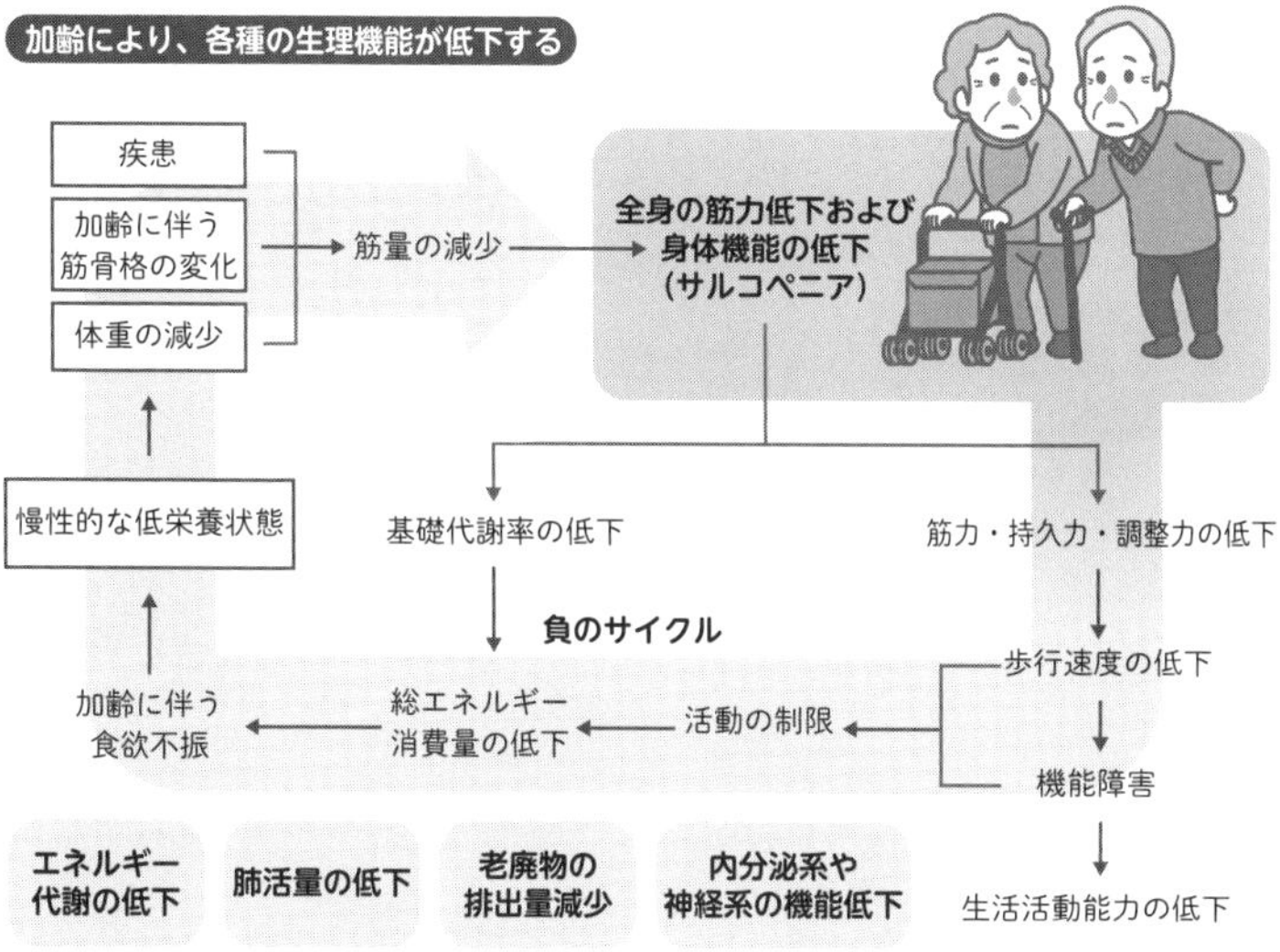

図4　加齢による生理機能低下のサイクル

やエネルギー代謝も低下し、筋力や持久力、調整力が低下します。高齢者は、介護を受ける割合が多くなるのです。

高齢者の栄養

高齢者の味覚・咀嚼・嚥下能力は低下し、各種栄養素の消化に関与する消化液や消化ホルモンの分泌も低下するので、栄養素の消化・吸収能力は低下します。食物全体の摂取量が減少し、エネルギー、タンパク質、ビタミン、ミネラル、食物繊維の摂取量が減少し、体重減少が起こり、各種の栄養不足状態が起こりやすくなります。また、腸管の蠕動運動や腹筋の力が低下するので便秘にもなりやすくなるのです。

「日本人の食事摂取基準（2025年版）」では、エネルギー収支バランスの維持を示す指標として**体格（BMI）**が採用されています。肥満や生活習慣病予防のためにBMIの上限値は25kg／㎡とされて、この値以上の場合は、摂取エネルギーを制限するように指導されます。高齢者の場合は、下限値が成人期より高めに設定されています。これは、高齢者の低栄養を予防するために、健康を維持する標準範囲内を少し狭めにする必要があるためです。

高齢者は、タンパク質の利用効率が低下しているので、積極的にタンパク質食品を摂取することが必要になります。脂質はエネルギー密度が高いので、エネルギーを効果的に補給する栄養素として重要です。高齢者の摂取栄養素を解析した結果、タンパク質以外にも、抗酸化ビタミンであるビタミンCとビタミンE、さらにビタミンDや葉酸も減少傾向で、ロコモティブシンドローム（※）（運動器症候群）予防には、カルシウム、ビタミンK、ビタミンB_6、ビタミンB_{12}を十分摂取する必要性も指摘されています。

以上のことから、高齢者の栄養は、タンパク質は推奨量（男性60g／日、女性50g／日）を上回る量が必要で、タンパク質やアミノ酸の利用効率を高めるために、エネルギーを十分摂取することが重要であるといえます。つまり、食事全体の摂取量が不足しないようにしっかり食べることが基本です。

高齢者の栄養不良

健康寿命の延伸を達成する方法として、高齢者にみられる**低栄養の予防**の重要性が叫ばれています。高齢者の場合、食欲低下や味覚変化が摂取量の低下の誘因になることが多く、骨・関節疾患などに伴う疼痛、義歯不具合、嚥下機能低下などが重なるとさらに減少します。薬物やサプリメントの副作用、孤立感や疎外感、うつ状態やＡＤＬ低下により買い出しや食事準備などが億劫になり、これらも摂食の減少に関与する場合があります。また、低栄養は単に摂取量の低下のみならず、消化・吸収障害、栄養素喪失などによって、エネルギーや栄養素の必要量の増大なども関係するので注意が必要です。

75歳前後の高齢者では、生活習慣病の予防や増悪化のリスクを軽減する食事制限が必要ですが、一方で、老年症候群にみられる痩せ、骨粗鬆症や骨折、さらに**サルコペニア**（※）などの低栄養性疾患が出現しはじめます。低栄養を予防するためには、積極的な栄養補給が必

※…ロコモティブシンドローム：骨や筋肉などの運動器の障害（衰え）が原因で、要介護や寝たきりになるリスクが高い状態のことです。
※…サルコペニア：加齢に伴って生じる骨格筋量、骨格筋力の低下のことです。

要になり、結果的に栄養不良の二重負荷状態に陥っているのです。高齢者の低栄養のなかで、特に重要なのが**フレイル**です。

フレイルとは、老化に伴うさまざまな機能低下や予備能力の低下により、疾病発症や身体機能障害に対する脆弱《ぜいじゃく》性が増す状態をいいます。フレイルには、①1年間で4～5kgの体重減少、②主観的疲労感、③日常生活の活動力の低下、④身体能力（歩行速度）の減弱、⑤筋力（握力）低下の5つの特徴があり、3項目が該当すればフレイル、1～2項目ならプレフレイルと定義されています。つまりフレイルは、サルコペニアのように筋肉の減少に限定されず、骨格や体脂肪、さらに全身の体調や体力を含めた全身の脆弱状態を示すのです。

フレイルの基盤になるのが、**タンパク質エネルギー低栄養障害**（**PEM**）です。PEMには、エネルギー不足を主体とするマラスムス型と、タンパク質を主体とするクワシオルコル型がありますが、高齢者の場合、混合型が多いです。マラスムス型は、食事の全体量が不足する場合に出現し、体脂肪が減少する痩せ型ですが、筋肉タンパク質からアミノ酸が放出されるので必ずしも血清アルブミンの低下はみられません。一方、クワシオルコル型は、エネルギーが糖質や脂質から補給されるために筋肉タンパク質からのアミノ酸供給がされず、低アルブミン血症が観察されます。高齢者の場合、エネルギー補給が不十分で、かつ筋肉タンパク質からのアミノ酸の供給はありますが、肝臓でのタンパク質の合成能が低下しているので、痩せで低アルブミン血症がみられます。高齢者のフレイルを予防治療するためには、適度な運動を行うと同時に、エネルギーを十分とって体重減少を予防し、良質な動物性タンパク質の多い食品を適正に摂る必要があります。

第6章

傷病者の栄養ケア・特別用途食品と保健機能食品

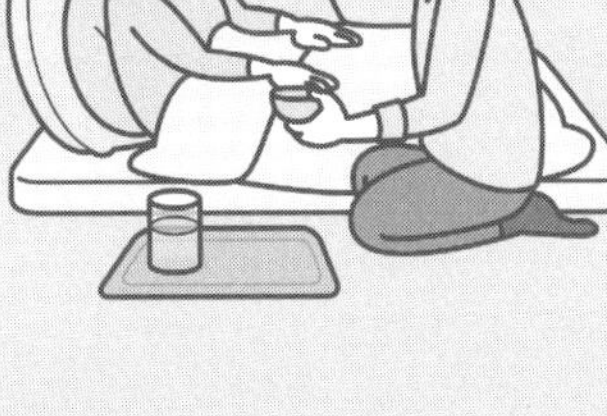

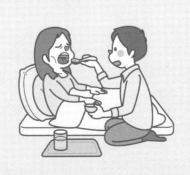

傷病者のケアにおいても栄養はとても重要な役割を担っています。かかわる疾患の代表例には、肥満、痩せ、糖尿病、脂質異常症、高血圧症、貧血、食物アレルギー、がんなどがあります。本章では、医療現場ではどのような栄養ケアがなされるのかも説明したいと思います。

食事療法

人類は古くから、病気の発症や治療に、特定の食物が影響していることを経験的に知っていました。したがって、古今東西、どのような医療にも**食事療法**は存在します。しかし、病院の食事に栄養学が本格的に導入されるようになったのは、第二次世界大戦以後のGHQ（連合国軍最高司令官総司令部）の指導によるところが大きいのです。当時、日本の医療の近代化を図るために、医療の憲法となる**医療法**を創設して、病院給食、治療食の栄養基準と調理方法、さらに病院への栄養士の配置などを法的に位置づけました。その後、病院食が診療報酬の対象になり、食事療法は医療の一環と考えられるようになったのです。

栄養がかかわる主な疾患

栄養性疾患とは、エネルギーや栄養素の異常な摂取が、発症に直接関与する病気を指し、エネルギーの過不足による肥満、痩せのほか、タンパク質、ビタミン、ミネラルの欠乏症や過剰症などがあります。

また、その他にも肝臓病や膵臓病、がんのように栄養が深くかかわり、食事療法が重要となる疾患もあります。

肥満

食事療法の基本

肥満は、食事からの摂取エネルギー量が、生命維持や身体活動による消費エネルギー量より過剰になる状態が継続的に起こり、余分なエネルギーが体脂肪として異常に蓄積された状態です（**図１**）。体脂肪が異常に増大して各種合併症が発症すれば**肥満症**となります。肥満の食事療法の基本は、減食により摂取エネルギー量を制限し、運動により消費エネルギー量

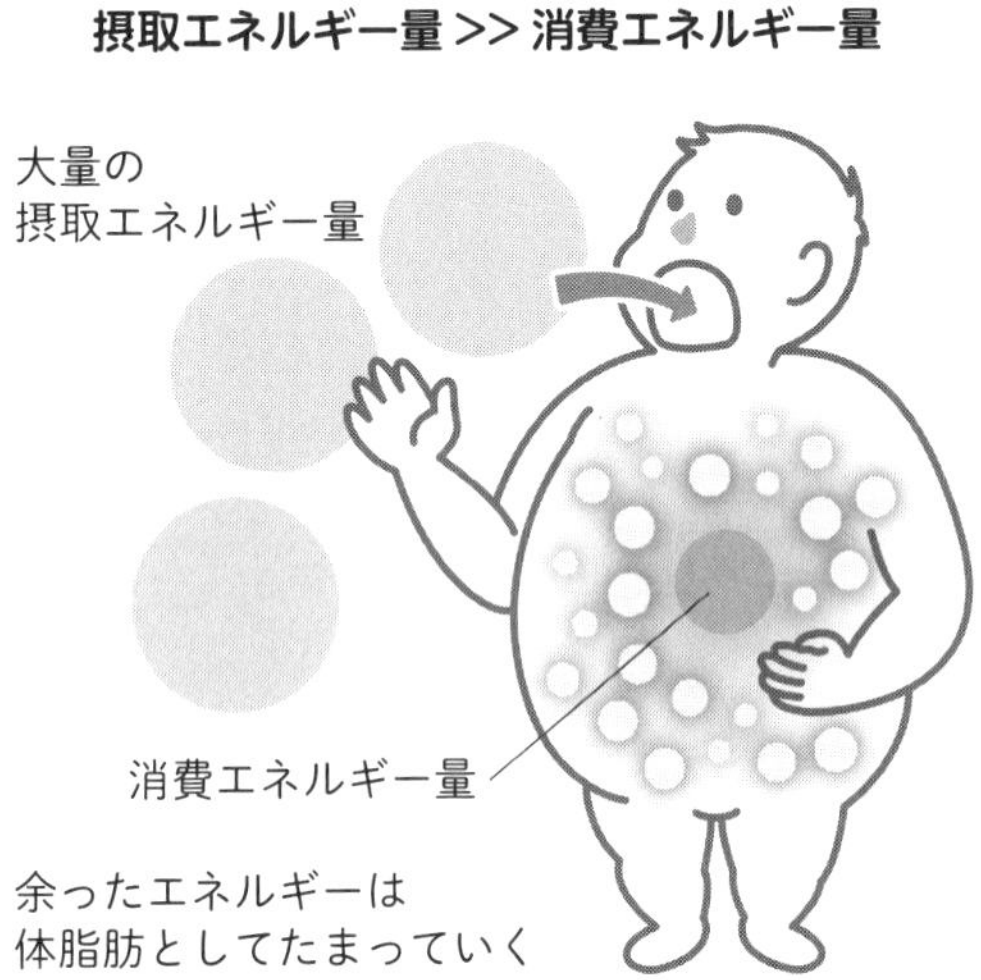

図1　肥満

を増加させて、体内にエネルギーの不足状態をつくることです。エネルギー不足を補うために体脂肪の分解が亢進し、結果的に体脂肪が減少することになります。

食事療法の方法

低エネルギー食を続ければ体重減少は可能ですが、減量中においても、摂取する食物はすべての栄養素の必要量が確保され、リバウンドを起こさせずに減量体重が維持できるものでなければなりません。どのような食物を摂るかは、肥満の程度や肥満に伴う代謝障害の内容、さらに食習慣によって個々に選択します。例えば、高血糖状態にある人は低糖質食とし、脂質異常状態にある人は低脂肪食にしたうえで脂質の内容を検討することが必要

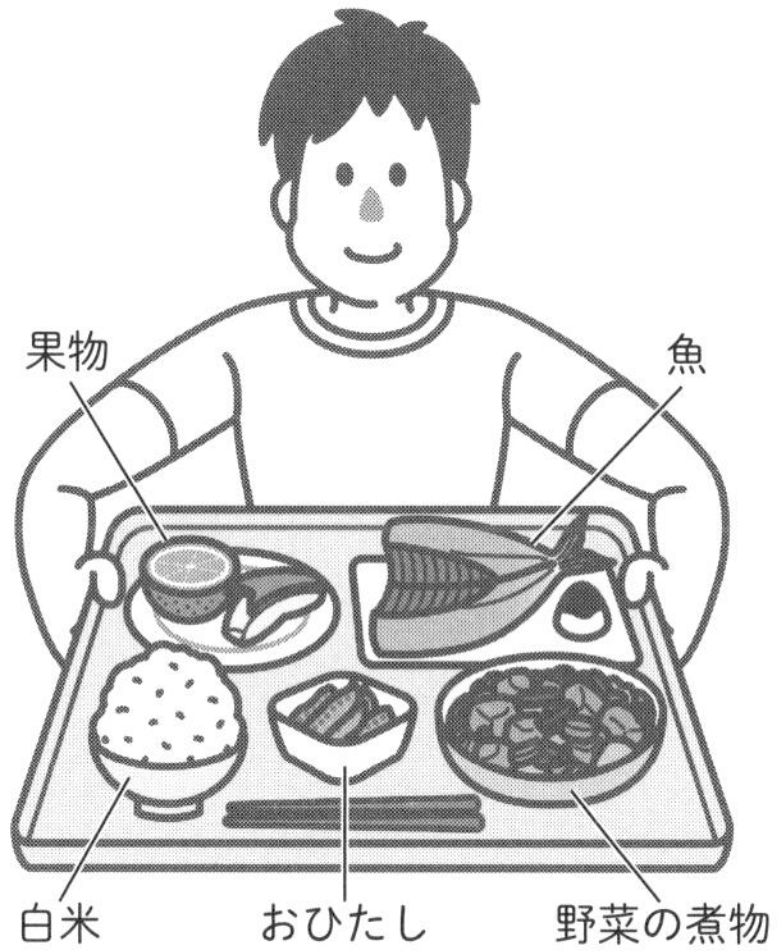

図2　献立の例

になるのです。肥満者に対して低エネルギー食を実施すれば、体重や体脂肪の減少が観察され、それに伴い血糖、血清脂質、血圧などが減少し、非感染性疾患の予防に有効となります。

減量は、リバウンドを起こさせずに必要な栄養素を確保するために、月に1～2kg程度の穏やかな目標とし、運動や行動修正療法（※）を併用したほうが効果的です。栄養素の必要量を確保するために、毎食ご飯を軽く1杯（食パン1枚）、肉か魚さらに大豆の料理を1皿、それに野菜料理を1～2皿とし、1日に牛乳コップ1杯と果物1個を食べるようにします（**図2**）。あとは、ゆっくりとよく咀嚼し、規則正しく、おいしく食べて、継続するために毎朝体重を測定・記録し、ときどき食べたものを撮影して自己チェックすることが

※…行動修正療法：人間の行動が成立するしくみに関する科学的な分析結果をもとに、目的に対して不適切な行動を自らの力で改善させるものです。

重要です。

痩せ

食事療法の基本

痩せは、標準体重に比べて、体重が著しく減少している状態をいいます。肥満は体脂肪が異常に増大した状態をいいますが、痩せは単に体脂肪が減少しているだけではなく、体タンパク質も減少した慢性的な低栄養状態です。一般には、ＢＭＩが18・5kg／㎡未満を痩せと判定します。痩せの原因には、ダイエットのような意図的な減食や咀嚼障害、薬物の副作用、ストレスなどによる摂食量の減少などがあります。消化・吸収障害、糖尿病、甲状腺機能亢進症などの症状として出現することもあります。痩せは、拒食症、貧血、骨粗鬆症、さらにフレイルなどのリスクを増大させます。食事療法の基本は、痩せの原因を明らかにして、摂食量を増大させることになります。

食事療法の方法

食思不振の場合は、塩味・酸味が強いものや、香辛料の効いているものなど、嗜好性の高い食品や調理法を活用して、食欲を増大させます。１回の摂取量が少ない場合が多いので、間食を利用した頻回食とし、高エネルギー食で、タンパク質、脂質、ビタミン、ミネラルの含有量が多い食物を積極的に摂取します。経腸栄養食品、消化・吸収がよい中鎖脂肪酸（MCT）、甘味の少ないデキストリンなどの特殊な栄養食品を活用するのもよい方法です。

タンパク質欠乏症

食事療法の基本

タンパク質欠乏症とは、エネルギーは比較的に十分補給されているが、タンパク質の摂取が長期間に不足して発症する病気です。腹部の膨張が典型的な症状である**クワシオルコル**といわれます。タンパク質の不足は、摂取する食物の偏りや摂取量の減少により起こります。膵臓疾患、炎症性疾患、短腸症候群によるタンパク質の消化・吸収障害、タンパク漏出性胃腸症、さらに肝硬変によるタンパク質合成量の低下などを原因として発症することもあるのです。欠乏症状として、体力・活動量の減少、低タンパク血症、浮腫、腹水、免疫能の低下、創傷治癒の遅延、精神活動の低下などが観察されます。

タンパク質欠乏状態は、タンパク質の摂取量不足、血清アルブミン値の低下、筋肉量や筋力の低下などで診断されます。食事療法の基本は、原疾患が存在する場合は疾病の治療を行いつつ、タンパク質の摂取量を増大していくことです。

食事療法の方法

全体の摂取量を増加させて、エネルギーとタンパク質の摂取量を増大させます。三食で摂取できない場合は、間食で量を増やします。肉類、魚介類、卵類、大豆製品、牛乳・乳製品などのタンパク質食品を献立に積極的に組み込んでいきます。食間に高タンパク質経腸栄養やプロテイン、アミノ酸のサプリメントを活用するのも便利な方法です。

ビタミン・ミネラル欠乏症

食事療法の基本

ビタミン・ミネラル欠乏症とは、ビタミンやミネラルの摂取量が長期にわたって不足し、種々の臨床症状が出現した状態です。ビタミンやミネラルの含有量の多い食物の摂取不足や、身体活動量やストレスの増大、さらに疾病によりこれらの必要量が増大することによって発症します。

食事療法の方法

食事や臨床検査、さらに臨床徴候を検証し、欠乏しているビタミンやミネラルを明確にして、該当する**ビタミン剤**や**ミネラル剤**を投与されます。また、補完的治療法としてビタミンやミネラル含有量の多い食事療法が行われます。ビタミン、ミネラルが多い食物を日常的に摂取すれば、これらの欠乏症の予防にもなります。栄養サプリメントや栄養機能性食品の活用も検討されます。

糖尿病

食事療法の基本

糖尿病は、膵臓から分泌されるインスリンの量が不足するか、作用が低下することにより、異常な高血糖状態になる疾患です。この状態が長期に及ぶと糖質や脂質の代謝異常を起こし、動脈硬化、腎症、網膜症、神経障害などの**合併症**を招きます（**図3**）。糖尿病の食事療法の基本は、糖質代謝を中心とした各種代謝をできる限り正常に近づけ、増悪化防止を行い、合併症を予防することです。

食事療法の方法

2型糖尿病に対しては、インスリン抵抗性を改善するために低エネルギー食が実施されます。摂取エネルギー量の算出には、年齢、性、身長、体重、身体活動量、合併症の有無などを考慮しますが、通常、摂取エネルギー量は身体活動量に合わせて算出され、軽い労作（大部分が座位の静的活動）は25〜30 kcal、普通の労作（座位中心だが通勤・家事、軽い運動を含む）は30～35kcal、重い労作（力仕事、活発な運動習慣がある）は35kcalを、目標体重に乗じた値で算出します。同じ身体活動量なら、肥満者や高齢者には低い値を、痩せや若年者には高い値を用いるのです。積極的な減量が必要な場合は、月に1～2kgの減量を目標とします。

エネルギー産生栄養素の摂取は、タンパク質を**1.0～1.2g／kg目標体重**とし、脂肪は摂取エネルギー量の**20～25%**として、残りを炭水化物とすることを基本とします。過度な脂肪摂取は血清脂質の状態を悪化させ、過度な炭水化物摂取は血糖状態を悪化させるため、エ

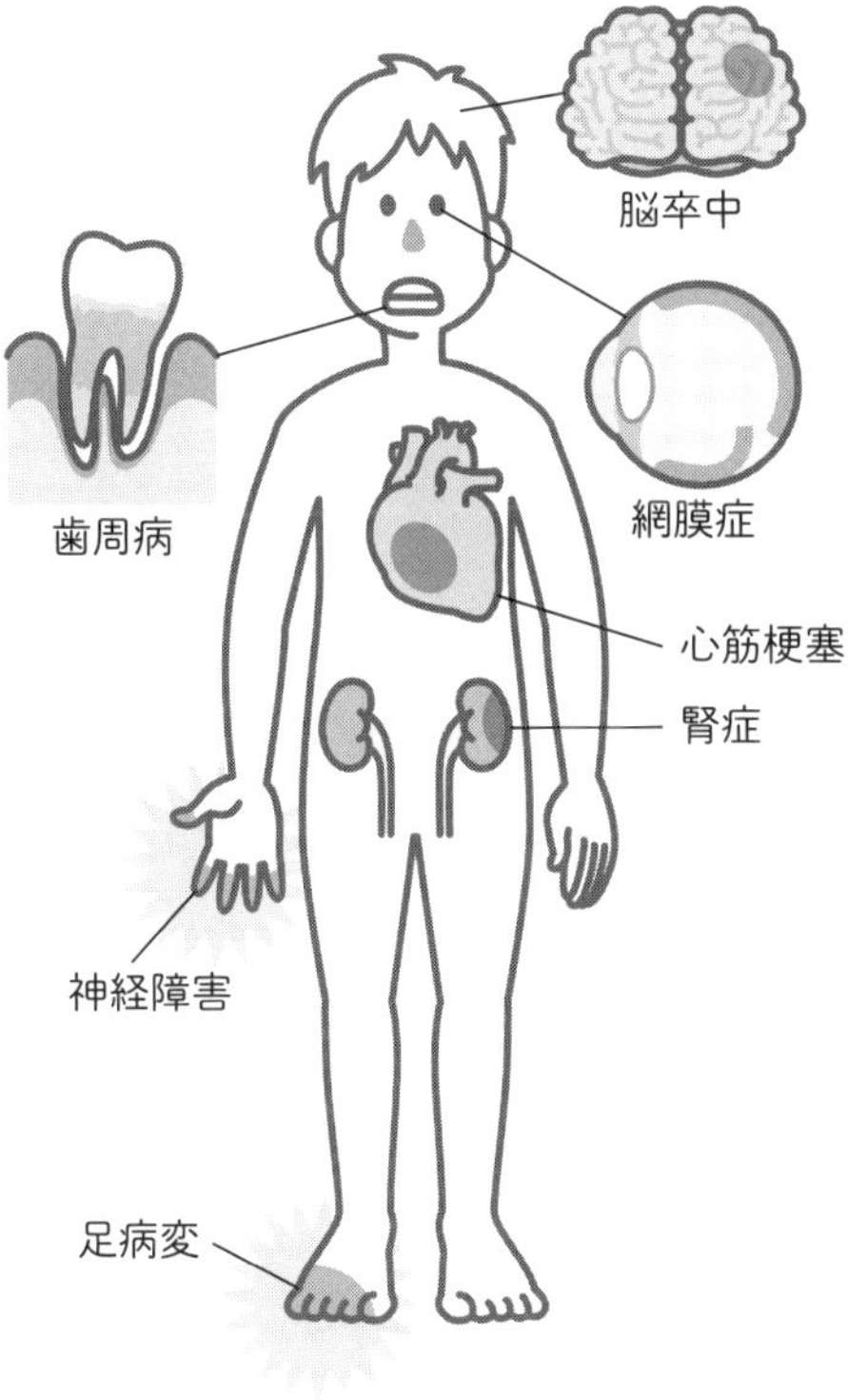

図3　糖尿病が引き起こす合併症

ネルギー産生栄養素の摂取は、個々の患者のリスク状態により個別に設定されます。例えば、食後血糖値や中性脂肪が上昇している場合は糖質の割合を減少させ、LDLコレステロールが上昇している場合は、飽和脂肪酸の摂取量を減少させます。低糖質食を実施する場合、穀類は、食物繊維、各種ビタミン、ミネラルの重要な供給源であることも忘れてはいけません。

糖尿病では、食後の血糖値の異常な上昇が心血管死のリスクを高めます。食後の血糖値を調節する指標として提唱されているのがglycemic index（GI）値です。GI値は、糖質の摂取量が多くなると上昇し、水溶性食物繊維、脂肪、タンパク質、酢、牛乳・乳製品と一緒に摂取すると上昇を抑制することができます。尿中に微量アルブミンが観察される場合には、腎臓への負荷を軽減するために、タンパク質摂取を制限します。

糖尿病患者の食事では、減食に伴ってビタミンやミネラルの不足状態をきたす傾向があります。ビタミンやミネラルの不足が糖尿病の発症や増悪化に関与することもあるので注意が必要です。また、糖尿病では血圧が高くなりやすいため、血圧の管理も重要です。塩分の過剰摂取は血圧上昇の誘因となるので、1日6g以下を目標とします。味噌、醤油、食塩などの使用量を控え、薄味に慣れるようにします。欠食、食べる順番、早食いなどによっても血糖状態は変化します。規則正しく、ゆっくり食べることが大切です。

脂質異常症

食事療法の基本

脂質異常症とは、血液中のコレステロールやトリグリセリドが異常状態になり、**動脈硬化**（※）の誘因となっている疾患です。脂質の構成成分である脂肪酸は、飽和脂肪酸や一価不飽和脂肪酸、多価不飽和脂肪酸に分類されます。さらに多価不飽和脂肪酸は、植物油脂に多いリノール酸が属するｎ－６系脂肪酸と魚油に多いＥＰＡ、ＤＨＡが属するｎ－３系脂肪酸に分類されます。脂質異常症の食事療法では、摂取エネルギーや炭水化物の制限と同時に、このような質の異なる脂質の摂取割合を改善することが基本になります。肥満を合併する場合は、肥満の改善が第一に必要で、脂質異常の種類により、脂肪の種類を検討します。

※…動脈硬化：動脈の血管の内側にコレステロールと線維などのプラークがたまることで、血管が狭くなったり、弾力がなくなる状態のこと。病名ではありません。

食事療法の方法

血清総コレステロールおよびLDLコレステロールの値が高い場合は、飽和脂肪酸が多い動物油脂を制限し、血清総コレステロールやLDLコレステロールの値の低下作用がある植物油脂を積極的に摂取します。しかし、多価不飽和脂肪酸の過剰摂取は、HDLコレステロール値も低下させ、酸化反応を受けやすくさせるので、HDLコレステロール値が低値を示す場合は、一価不飽和脂肪酸であるオレイン酸を多く含むオリーブ油を使用します。オリーブ油は、LDLコレステロール値を低下させるがHDLコレステロール値には影響を与えません。魚介類に多いn-3系脂肪酸の摂取量と冠動脈イベントや心筋梗塞による死亡率には負の相関関係が認められています。魚介類の油脂にはトリグリセリド値の低下作用、血圧低下作用、血小板凝集抑制作用、内皮機能改善効果が認められています。

つまり、肉類（特に内臓類）、卵類、菓子類を控えて、精製度の低い穀類を主食とし、魚介類、海藻類、大豆類、野菜類を主たるおかずにして、薄味にする低エネルギー食が基本となるのです。

高尿酸血症・痛風

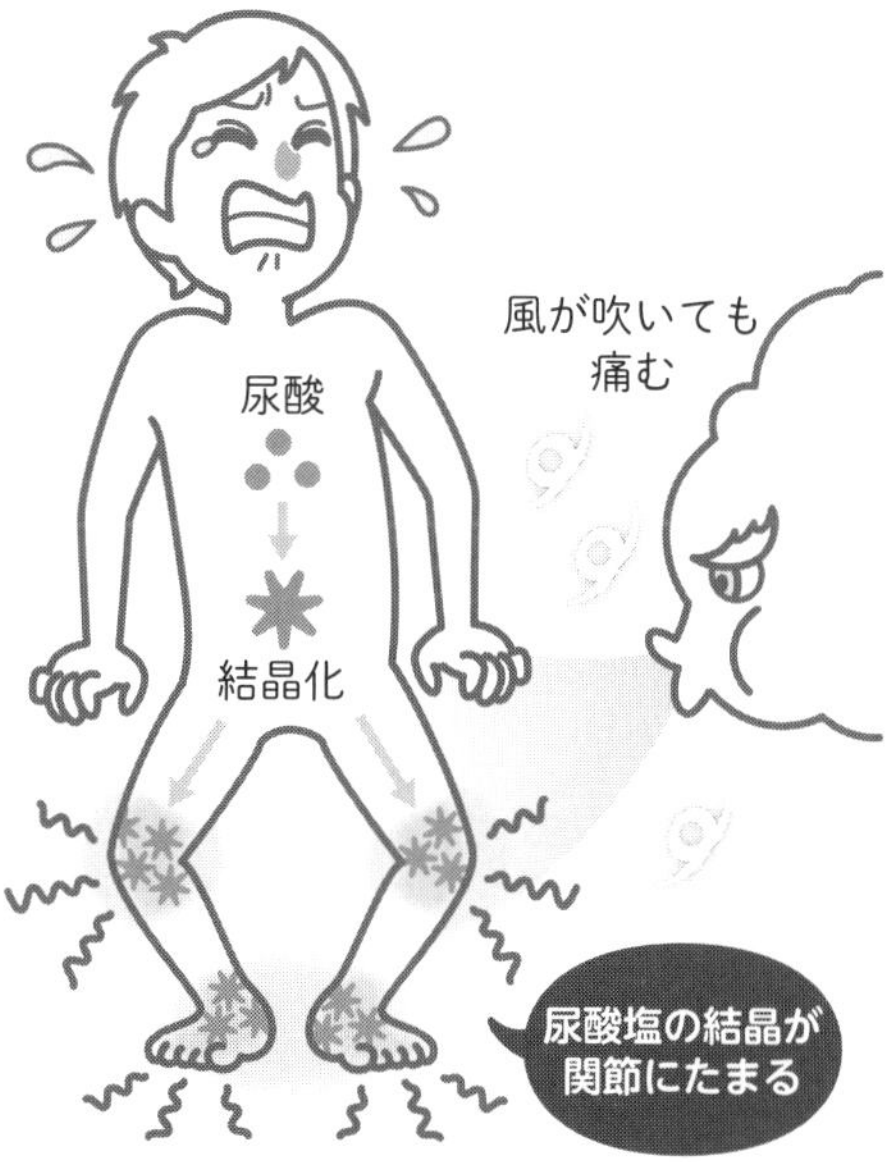

図4　高尿酸血症

食事療法の基本

高尿酸血症は、血液中の尿酸濃度が異常に高値になった疾患です。これは**痛風**《つうふう》の名でよく知られています。痛風は、尿酸が結晶化して尿酸塩となり、これが関節に蓄積して急性関節炎を起こした状態をいいます（**図4**）。血液中の尿酸値が上がる原因には、肝臓での尿酸産生の増大、腎臓での尿酸の排泄低下などがあり、これらを起こさないようにすることが食事療法の目的になります。食事療法の基本は、尿酸の産生を抑制するために、過食・肥満、高プリン体・高タンパク質食の多食、アルコールの多飲を控え、尿酸の排泄を増大させるために水分補給を十分行うことです。プリン体については、従来いわれてきたような厳しい制限は必要ないのですが、プリン体の含有量が著しく多い食物は控えるようにするとよいでしょう。

食事療法の方法

肥満を改善し、体重増加が起こらないように摂食量を調整します。タンパク質の摂取は1g／kg標準体重前後にし、プリン体が比較的少ない卵類、大豆製品、乳製品を積極的に料理にとり入れます。一方、動物の内臓類や干物などはプリン体が多いので控える方がよいです。また、尿酸は血液のpHが酸性に片寄ると排出されにくいため、野菜類、海藻類、果物類は十分摂ります。

高血圧症

食事療法の基本

高血圧症の食事療法の基本は、減量と減塩です。ＢＭＩが25kg／㎡以上の高血圧症患者には、食事療法により減量を行います。減量すれば、血圧の低下と同時に脂質異常の改善もみられるのです。食塩に含まれるナトリウム摂取量が減少すればするほど血圧は低値となります。減塩以外にも、食物繊維とカリウムの摂取量を増大させることが血圧の減少に有効です。

食事療法の方法

肥満を合併する高血圧症患者には減量を行い、肥満が合併しない場合は徹底した減塩食とします。柑橘類や香辛料を使用し、減塩醤油、味噌などの減塩食品を活用して、おいしく食べられる工夫をします。その他、魚介類、大豆製品、牛乳・乳製品、野菜類、果物類、海藻類を積極的に摂取し、タンパク質、食物繊維、カリウム、カルシウムなどを積極的に摂るようにします。

貧血

食事療法の基本

貧血とは血液中のヘモグロビン濃度あるいは赤血球が減少している状態をいます。食事に関係する貧血には、**鉄欠乏性貧血**と**巨赤芽球性貧血**があります。鉄欠乏性貧血では、鉄不足が原因なので鉄の摂取量を増大させ、巨赤芽球性貧血では、赤血球の前段階である赤芽球細胞の分裂障害により巨赤芽球が出現することが原因なので、細胞分裂に関与する栄養素（ビタミンB_{12}や葉酸）の摂取を基本にします。

食事療法の方法

鉄欠乏性貧血が病的状態にある場合は、食事療法のみで治療することは不可能で、**鉄剤**を用い、食事療法は補助療法となります。しかし、貧血の予防や再発防止には食事療法は有効です。食事療法では、単に鉄の摂取量を増大させるだけではなく、鉄の吸収をよくすることも重要です。一般に、鉄は肉類や緑黄色野菜に含有されています。肉類（特にレバー）など、動物性食品に含有されている鉄は**ヘム鉄**とよばれ、鉄の吸収率が15～20％と高いです。しかし、植物性食品に含まれている**非ヘム鉄**は、吸収率が２～５％と低いです。したがって、鉄含有量の多い緑黄色野菜から摂取する場合には、吸収率を高めるビタミンＣや動物性タンパク質食品と一緒に食べるようにします。

巨赤芽球性貧血の食事療法は、赤芽球細胞の分裂に関与するビタミンB_{12}と葉酸の補給が中心になります。ビタミンB_{12}はレバーに、葉酸は緑黄色野菜、豆類、レバーなどに含まれています。

鉄欠乏性貧血でも巨赤芽球性貧血でも、貧血治療には全身栄養状態を改善することも必要で、痩せている場合は、全体の摂取量を増大して、体重増加を図ります。特にタンパク質の摂取量を増加することが必要で、タンパク質摂取量は１・２ｇ／kg標準体重を目標にします。

食物アレルギー

食事療法の基本

生体は、細菌やその他の異物（**抗原**）が侵入すると、それらの異物が再侵入しないように、

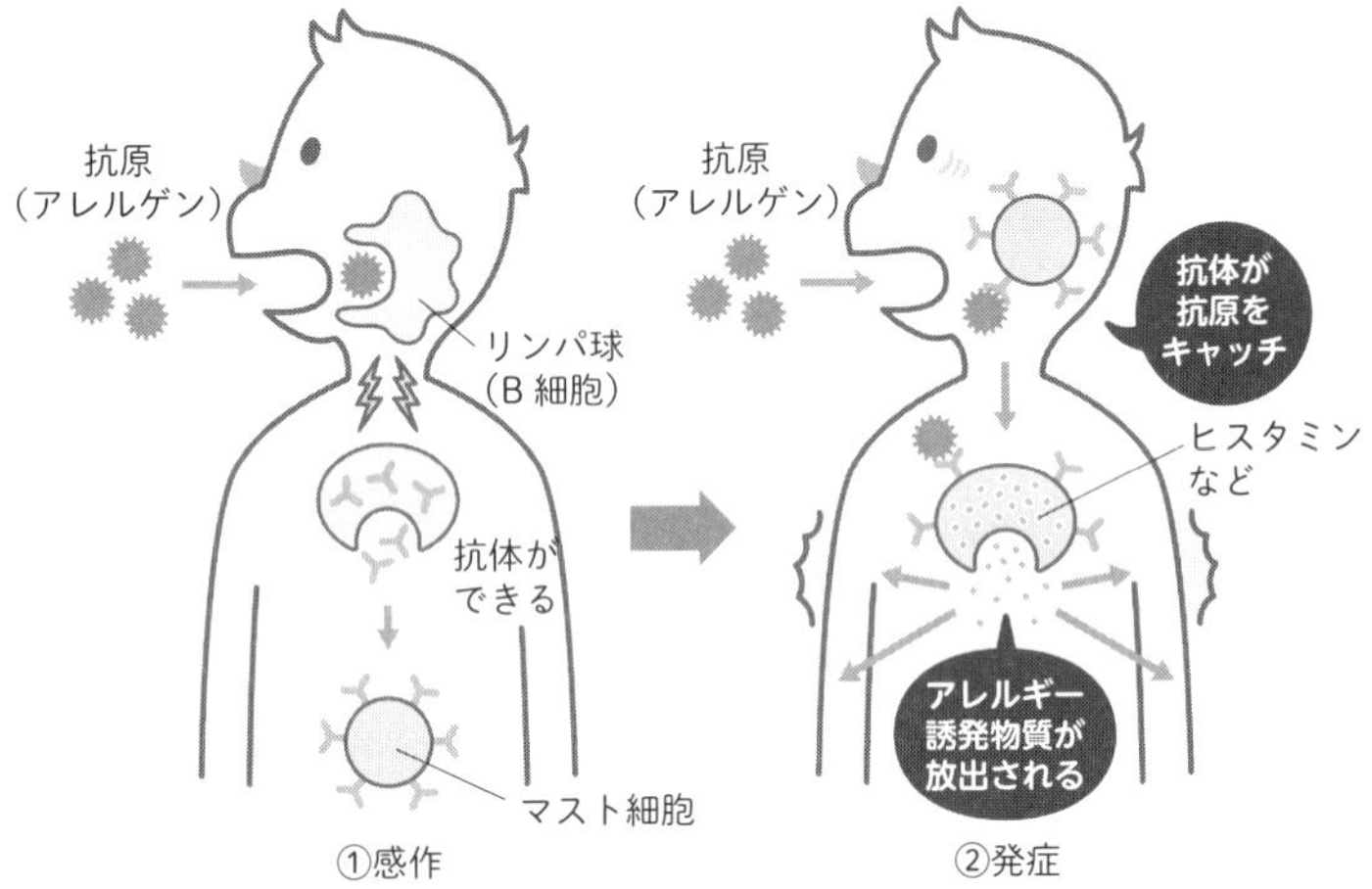

図5　アレルギー反応のしくみ

異物を認識し、排除するしくみを免疫といい、アレルギー反応も免疫の一部です。抗原の侵入により抗体がつくられ、マスト細胞の表面に抗体がくっついた状態で次回の異物侵入に備えられています。この状態を感作といい、感作された状態で再び抗原が侵入するとアレルギー反応が起こり、自らの体を傷つけてしまうのです。

リンパ球（B細胞）で**抗体**をつくります。抗原に抗体が結合することを**抗原抗体反応**といいます。**食物アレルギー**とは、食物によって引き起こされる抗原抗体反応によって、生体にとって不利益な症状（組織障害など）が惹起される現象をいいます（**図5**）。食事療法は、アレルギーの原因物質となる**アレルゲン**を含有する食品を除去しながら、適正な栄養摂取をすることが基本になります。

食事療法の方法

すべての食品がアレルゲンになる可能性はありますが、アレルゲンの多くは食品中に含まれるタンパク質で、代表的なものに卵、乳、小麦、そば、落下生

（ピーナッツ）、えび、かに、くるみの8品目（特定原材料）があります。これらの加工食品にはアレルギー表示をすることが義務づけられているのです。食物アレルギーの可能性が比較的高い食品として表示が推奨されているものは、アーモンド、あわび、いか、いくら、オレンジ、カシューナッツ、キウイフルーツ、牛肉、ごま、さけ、さば、大豆、鶏肉、バナナ、豚肉、マカダミアナッツ、もも、やまいも、りんご、ゼラチンの20品目があります。

食事療法では、これらの食品を除去したうえで、代替食品を用いたり、アレルゲンを除去した加工食品を利用したりすることで、タンパク質、ビタミン、ミネラルが不足しないようにします。

がん

食事療法の基本

がん予防に関係した食事については、次のことがわかってきています。

- 適正体重の維持
- 多様な食品を摂り、植物性食品（穀類、野菜類、果物類、豆類、いも類）を基本にする

- 高脂肪食、赤身の肉類、塩分、アルコールを控える
- 食品添加物、残留農薬に注意する
- 食品を過度に焦がさない
- 腐りやすい食品は適正に冷凍、冷蔵する

がんの治療において、治療効果を上げる特別な食事療法は存在しませんが、外科療法、放射線療法、化学療法を実施した場合の補助療法として用います。例えば、がんの進行に伴う臨床症状や外科療法、放射線療法、化学療法などの副作用として、摂食、咀嚼、嚥下、消化、吸収などの能力が低下し、栄養状態が悪化します。栄養状態の悪化は、種々の治療効果を阻害し、回復を遅らせ、患者のＱＯＬ（生活の質）の低下を招くことになるので、種々の栄養補給法により栄養状態の回復をめざす必要があるのです。

食事療法の方法

経口療法が可能な場合は、摂取量を観察しながら、嗜好性を考慮して、おいしく食べやすい調理法や献立を工夫します。つまり、軟らかく、口あたりがよく、飲み込みやすい食事とするのです。がん患者は匂いに敏感になることが多く、このことが食欲にも影響を与えるので、食品や調理による匂いにも注意します。味覚や摂食などの能力は病態や治療法により微

妙に変化するので、患者の反応を確かめながら、そのつど工夫していくことが必要になります。経口摂取が困難で摂食量が不十分な場合は、カテーテルを用いた経腸栄養や経静脈栄養を活用します。

外科手術

食事療法の基本

手術は、生体にとっては大きな侵襲であり、手術により栄養必要量は増大しますが、疾病や障害が存在する場合には食物の摂取が困難になることが多いです。特に消化器疾患の手術においては、このことが顕著に表れます。術前から栄養状態を改善し、術中・術後には疾病の種類にあわせた適正な食事療法や栄養補給が必要になるのです。

食事療法の方法

どのような手術においても、術前にはできる限り高エネルギーで高栄養な食物が摂れるように工夫し、経口摂取が不十分な場合は、食事に経腸栄養食品をプラスします。

手術後は、体重、摂取量、消化・吸収能力の低下、さらに必要量の増加の有無を種々の観察や検査によりモニタリングしながら、栄養の補給法と投与栄養量が検討されます。一般に手術後は、消化管への負担を考慮して絶食から、流動食、三分粥食、五分粥食、全粥食、そして常食へと段階が上がり、そのスケジュールはモニタリングしながら検討されます。消化管の手術後は、原則として香辛料、炭酸飲料、カフェイン飲料、アルコール飲料の摂取は控えます。1日3回の食事だと1食あたりの消化の負担が大きくなるので、間食を入れて頻回食として、1食あたりの負担を軽くすることも検討されます。

栄養補給

栄養補給とは、体内にエネルギーや栄養素を補給することです。従来は、食物を加工・調理し、それらを口から摂取し、消化・吸収して栄養素として体内に運搬し、種々の代謝により、生命の糧としてきました。しかし、傷病者では、食欲が低下し、摂食、咀嚼、嚥下、消化、吸収が困難になり、経口摂取のみだと栄養素の補給が不十分な場合が生じます。そこで、管（カテーテル）を用いて、胃や腸、さらに血管に直接投与する方法が開発されてきました。これらは**経腸栄養**や**経静脈栄養**といわれ、これらを合わせて栄養補給といいます。現在は、日常的な食品だけではなく、特殊な食品や栄養剤、栄養補給の薬剤も開発されています。

特別用途食品

私たちは、通常、スーパーマーケットやコンビニエンスストアで一般的な食品を購入して摂取しています。これらの食品は、農業や水産業において生産された動物や植物を加工あるいは小分けしたもので、それぞれに含有される成分は、動植物の生育に都合のよい内容です。つまり、これらの食品は人間に必要なエネルギーと栄養素を供給しますが、個々の食品の成分は、人間の健康を維持するのに都合のよい内容ばかりではありません。必要な栄養素以外にも、塩分、飽和脂肪酸などの健康のリスクを高める成分も含まれており、栄養素のバランスがとれているわけでもないのです。このような自然の食品が抱える問題を考慮して、人間の健康状態や栄養状態の維持・増進に役立つように特別に配慮して成分を調整し、その旨を表示したうえで販売することを国（消費者庁）が許可したものを**特別用途食品**といいます。

つまり、一般の食品と薬品の中間に位置する食品だといえるのです。特別用途食品には、病者用食品、妊産婦・授乳婦用粉乳、乳児用調製乳、えん下困難者用食品があります。

病者用食品

一般に食事療法は、一般的な食品の中から適切なものを選択し、成分を調整してから対象者に与えられます。しかし、成分の調整が厳しく決められていて、リスク成分を厳格に除去する場合や物理的に摂食、咀嚼、嚥下が困難な場合には、**病者用食品**が用いられます。具体的には、低たんぱく質食品、アレルゲン除去食品、無乳糖食品、総合栄養食品などの許可基準型と、これらの疾患に該当しない個別評価型の病者用食品があります。

妊産婦・授乳婦用粉乳

健康な妊産婦・授乳婦の栄養補給として用いられ、表示許可基準が定められています。

乳児用調製乳

乳児用調製粉乳と**乳児用調製液状乳**があり、**母乳の代替食品**として用いられ、表示許可基準が定められています。

えん下困難者用食品

えん下困難者用食品は、咀嚼を容易にし、誤飲を防ぐことを目的に開発された食品です。表示許可基準は、硬さ、付着性および凝集性の物性によって分けられています。さらに、消費者が感覚的に理解し、食品を判別しやすくするために、液体に添加して物性を調整する**とろみ調整用食品**を、Ⅰ「そのまま飲み込める性状のもの」、Ⅱ「口の中で少しつぶして飲み込める性状のもの」、Ⅲ「少し咀嚼して飲み込める性状のもの」の３つの段階で表現しています。

保健機能食品

保健機能食品は、特定の機能の表示ができる食品をいい、特定保健用食品、栄養機能食品、機能性表示食品の3種類があります。

特定保健用食品

特定保健用食品（通称：トクホ）は、基本的には、科学的なエビデンス（根拠）により、個々の食品ごとに国が審査を行い、個別の保健機能を確かめたのち、消費者庁長官が表示を許可しているものですが、機能成分のデータの蓄積が多く、広くその有効性が認められているものに関しては、規格基準に適合すれば許可されます。規格基準型には、難消化性デキストリン、ポリデキストロース、大豆オリゴ糖などがあります。表示内容には、「おなかの調子を整える」「コレステロールの吸収を抑える」などがあり、関与成分にも種々の種類があり、すべて非栄養素です。

栄養機能食品

栄養機能食品は、ビタミンやミネラルなどの摂取が、日常の食事からだけでは不足しがちな場合、その補給・補完のために利用する食品であり、栄養補助としての役割を果たします。栄養機能食品の成分として表示できる栄養素には、ビタミンが13種類、ミネラルが6種類、脂質が1種類存在します。機能性を有することが確認された栄養成分を一定の基準量含む食品であれば、届出をしなくても国が定めた内容により機能性を表示することができます。

機能性表示食品

機能性表示食品は、事業者の責任において、科学的エビデンスに基づいた機能性を表示した食品です。特定保健用食品のように、国の審査や許可は必要ありませんが、販売前に安全性および機能性の根拠に関する情報などを消費者庁長官へ届ける必要があります。

第7章

健康づくりのこれまでとこれから

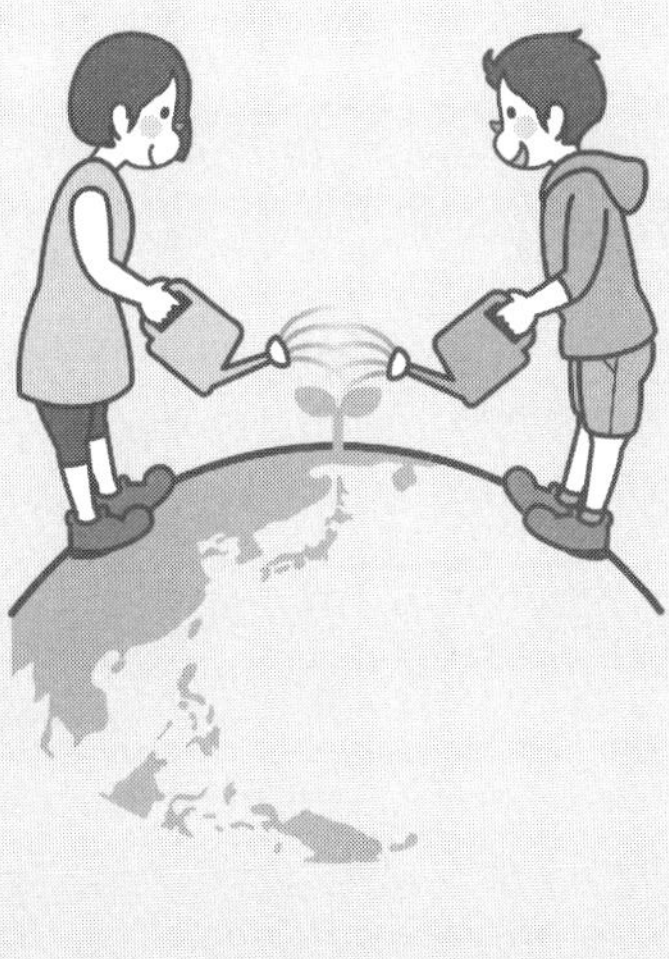

日本は、国民の健康づくりを目的に、健康増進と疾病予防に関する健康・栄養政策を実施しています。本章では、その基本となる基準や指針について学びましょう。また、日本や世界の栄養問題についても知っていきましょう。

栄養改善から健康増進へ

明治維新以前の日本人の栄養状態は必ずしも優れたものではありませんでした。主食偏重の食習慣と貧困により、食品は量・質ともに貧弱で、タンパク質、脂肪、さらに各種ビタミン、ミネラルは不足状態にあったのです。各種栄養欠乏症の発症率が高く、体格は小さく、免疫機能も低かったので結核などの感染症の発症率が高く、現在と比べれば短命でした。明治維新により、栄養学が導入され、肉食を中心とした欧米食が推奨されて徐々に栄養状態は改善されたのです。1926年、日本にはじめて**栄養士**（※）が誕生し、国民に栄養の知識も普及していきました。

戦後、アメリカからの食糧支援、さらに学校給食や栄養教育が実施されることにより、栄養状態は徐々に改善していきます。1952年、「**栄養改善法**」が制定されて本格的な国民栄養改善運動が進みます。この法律では、国民栄養調査の実施、自治体による栄養指導、食品の栄養成分の検査や表示、集団給食施設での栄養管理が規定されました。その後、高度経済成長、食糧の生産、加工、流通などの改革により、国民の栄養不足状態は改善され、子どもの体格は上昇し、平均寿命も延びて健康状態は改善されていきました。

ところが、このような豊かで便利な食生活は、いつでも、どこでも、何でも食べられる状況を生み出し、食事の欧米化とともに高脂肪食による過剰栄養状態が発生し、肥満や生活習慣病の問題を引き起こすことになったのです。２００２年に「栄養改善法」は廃止され、新たに「**健康増進法**」が制定されました。この新たな法律は、国民の健康維持と疾病予防を目的として制定されたもので、主として生活習慣病の予防を目的としています。したがって、「健康増進法」は、従来のような健康診査などでの早期発見・早期治療による疾病予防である**二次予防**や、疾病が発症した後、必要な治療を受けて機能の維持・回復を図る**三次予防**にとどまることなく、生活習慣を改善して健

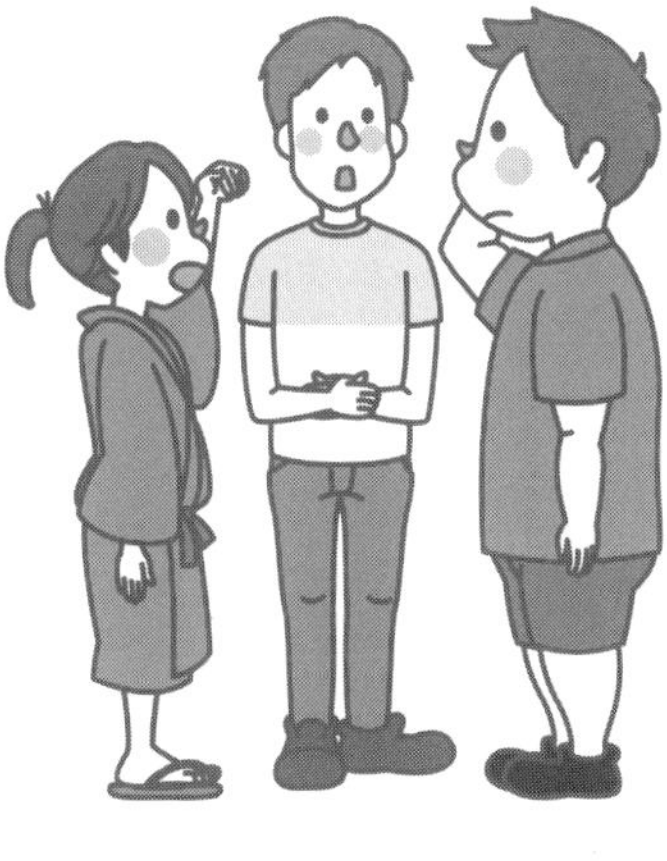

※…栄養士：当時は栄養手と称されていました。

康を増進し、生活習慣病などの発病を予防する**一次予防**に重点を置いた政策でありました。つまり、「栄養改善法」から「健康増進法」に変わることにより、低栄養対策から過剰栄養対策へ変革したのです。

健康日本21

２０００年、21世紀を迎えるにあたり、日本人の健康寿命の延伸などを図るための「**21世紀における国民健康づくり運動**（**健康日本21**）」がはじまりました。がん、心臓病、脳卒中、糖尿病などの生活習慣病やその原因となる生活習慣の改善などに関する課題を選定し、２０１０年度までの目標などを提示したのです。

この運動は、行政のみならず、広く国民の健康づくりを支援する民間団体などの積極的な参加協力を得ながら実施されるものです。２０１３年には、健康日本21（第二次）、

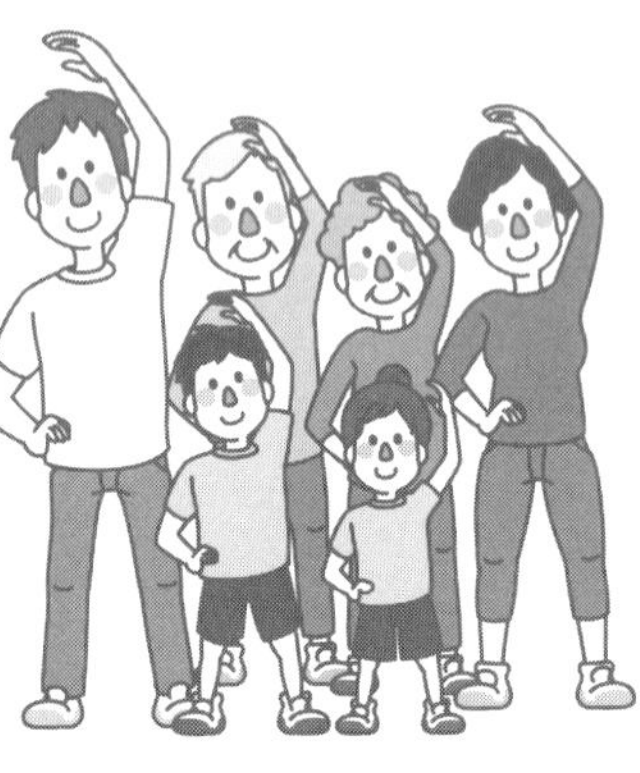

２０２４年には第三次がはじまっています。

食事摂取基準

「日本人の食事摂取基準」は、健康な個人および集団を対象として、国民の健康の保持・増進、生活習慣病の予防を目的とし、エネルギーおよび各栄養素の摂取量の基準を示すものです。さまざまな栄養素やエネルギーをどれくらいとったらよいかという基準がまとめられています。管理栄養士・栄養士は食事摂取基準に沿って献立を作成します。

食生活指針

生活習慣病の増加は、国民の大きな健康問題となり、昨今は生活習慣を見直すことで疾病の発症そのものを予防する**一次予防**の必要性が叫ばれています。一方、高齢化に伴う心身の機能低下を遅らせる観点からは、低栄養の予防の重要性が明らかにされてきました。また、低い食料自給率、食べ残しや食品の廃棄は、地球的規模での資源の有効活用や環境問題にも関係しているのです。こうした食生活をめぐる諸問題の解決に向けては、国民一人ひとりが健全な食生活の実践を図ることができるよう、関係機関などでその方向を共有しつつ、食生活の実践を支援する環境づくりを進める必要があります。

２０００年3月に、当時の文部科学省、厚生労働省および農林水産省が連携して「**食生活指針**」を策定しました。その策定から16年が経過し、この間、２００５年に「**食育基本法**」が制定され、２０１３年度からは10年計画の国民健康づくり運動「健康日本21（第二次）」が開始されるとともに、同年12月には「和食：日本人の伝統的な食文化」がユネスコ無形文化遺産に登録されるなど、食生活に関する幅広い分野での施策に進展がみられました。そして２０１７年3月には「食育基本法」に基づき「第３次食育推進基本計画」が作成されたのです。こうした動きを踏まえ、２０１６年に「食生活指針」の改定が行われました（**表**）。

表　食生活指針

食生活指針	食生活指針の実践
食事を楽しみましょう。	• 毎日の食事で、健康寿命をのばしましょう。 • おいしい食事を、味わいながらゆっくりよく噛んで食べましょう。 • 家族の団らんや人との交流を大切に、また、食事づくりに参加しましょう。
１日の食事のリズムから、健やかな生活リズムを。	• 朝食で、いきいきした１日を始めましょう。 • 夜食や間食はとりすぎないようにしましょう。 • 飲酒はほどほどにしましょう。
適度な運動とバランスのよい食事で、適正体重の維持を。	• 普段から体重を量り、食事量に気をつけましょう。 • 普段から意識して身体を動かすようにしましょう。 • 無理な減量はやめましょう。 • 特に若年女性のやせ、高齢者の低栄養にも気をつけましょう。
主食、主菜、副菜を基本に、食事のバランスを。	• 多様な食品を組み合わせましょう。 • 調理方法が偏らないようにしましょう。 • 手作りと外食や加工食品・調理食品を上手に組み合わせましょう。
ごはんなどの穀類をしっかりと。	• 穀類を毎食とって、糖質からのエネルギー摂取を適正に保ちましょう。 • 日本の気候・風土に適している米などの穀類を利用しましょう。
野菜・果物、牛乳・乳製品、豆類、魚なども組み合わせて。	• たっぷり野菜と毎日の果物で、ビタミン、ミネラル、食物繊維をとりましょう。 • 牛乳・乳製品、緑黄色野菜、豆類、小魚などで、カルシウムを十分にとりましょう。
食塩は控えめに、脂肪は質と量を考えて。	• 食塩の多い食品や料理を控えめにしましょう。食塩摂取量の目標値は、男性で１日８ｇ未満、女性で７ｇ未満とされています。 • 動物、植物、魚由来の脂肪をバランスよくとりましょう。 • 栄養成分表示を見て、食品や外食を選ぶ習慣を身につけましょう。
日本の食文化や地域の産物を活かし、郷土の味の継承を。	• 「和食」をはじめとした日本の食文化を大切にして、日々の食生活に活かしましょう。 • 地域の産物や旬の素材を使うとともに、行事食を取り入れながら、自然の恵みや四季の変化を楽しみましょう。 • 食材に関する知識や調理技術を身につけましょう。 • 地域や家庭で受け継がれてきた料理や作法を伝えていきましょう。
食料資源を大切に、無駄や廃棄の少ない食生活を。	• まだ食べられるのに廃棄されている食品ロスを減らしましょう。 • 調理や保存を上手にして、食べ残しのない適量を心がけましょう。 • 賞味期限や消費期限を考えて利用しましょう。
「食」に関する理解を深め、食生活を見直してみましょう。	• 子どものころから、食生活を大切にしましょう。 • 家庭や学校、地域で、食品の安全性を含めた「食」に関する知識や理解を深め、望ましい習慣を身につけましょう。 • 家族や仲間と、食生活を考えたり、話し合ったりしてみましょう。 • 自分たちの健康目標をつくり、よりよい食生活を目指しましょう。

文部省決定、厚生省決定、農林水産省決定

▶「食生活指針（平成28年６月一部改正）」〔文部省（現 文部科学省）、厚生省（現 厚生労働省）、農林水産省〕、2016より引用

栄養不良の二重負荷

栄養学は、従来、難病・奇病や不衛生な食物摂取による感染症と考えられていた病気に対して、〈食物の選択を変えるだけで予防・治療できる病気〉があることを明らかにしてきました。そして前述の通り、栄養問題は時代の流れとともに、低栄養から過剰栄養へ変化しました。肥満、糖尿病、循環器疾患が増大してきたことから、その予防政策として「健康日本21」や特定健診・特定保健指導が実施され、その結果、糖尿病や循環器疾患の発症に歯止めがかかり、いわば、戦前・戦後の低栄養、さらに高度経済成長や食事の欧米化による過剰栄養の問題を、平均的には解決してきたのです。

ところが、近年、一部の中高年に肥満問題が残存するなかで、若年女性を中心に**極端な痩せ**や**貧血**、さらに、病院や福祉施設に入院・入所している傷病者や高齢者のなかから、高頻度に**低栄養障害者**が出現していることが明らかになってきました。

傷病者や高齢者の低栄養状態が放置されると、各種の栄養欠乏症が出現すると同時に手術や薬物療法の治療効果が低下し、疾病の増悪が進み、介護度は増大し、入院日数や在所日数が増加することもあり、結局、医療費や介護費を増大させることが明らかになったのです。

傷病者や高齢者にみられる低栄養障害は、従来のような貧困、農業不振、戦争などによる食糧不足が原因ではなく、疾病による消化・吸収・代謝の異常により栄養素の消費量が増大した結果、体タンパク質の合成能力が低下することにより引き起こされます。さらに味覚変化、食欲低下、咀嚼・嚥下能力などの低下により、摂取量が減少することも関与します。

若年女性の低栄養の多くは、精神的ストレスや著しい痩せ志向によって摂食障害を起こすことに起因します。

一般に、低栄養状態になると筋力の低下が起こります。筋力の低下は、身体活動能力の低下を招き、さらなる食欲低下とエネルギー摂取量の減少を引き起こし、低栄養状態をさらに悪化させることになります。豊かな社会での新たな低栄養問題は、複雑で多様な要因が関係して起こるのです。

このように、日本では、同じ地域、同じ家庭に過剰栄養と低栄養が混在する**栄養不良の二重負荷**状態になりつつあります。また、同一人物においても、中高年までは過剰栄養によるメタボリックシンドロームが、高齢になると低栄養によるフレイルやサル

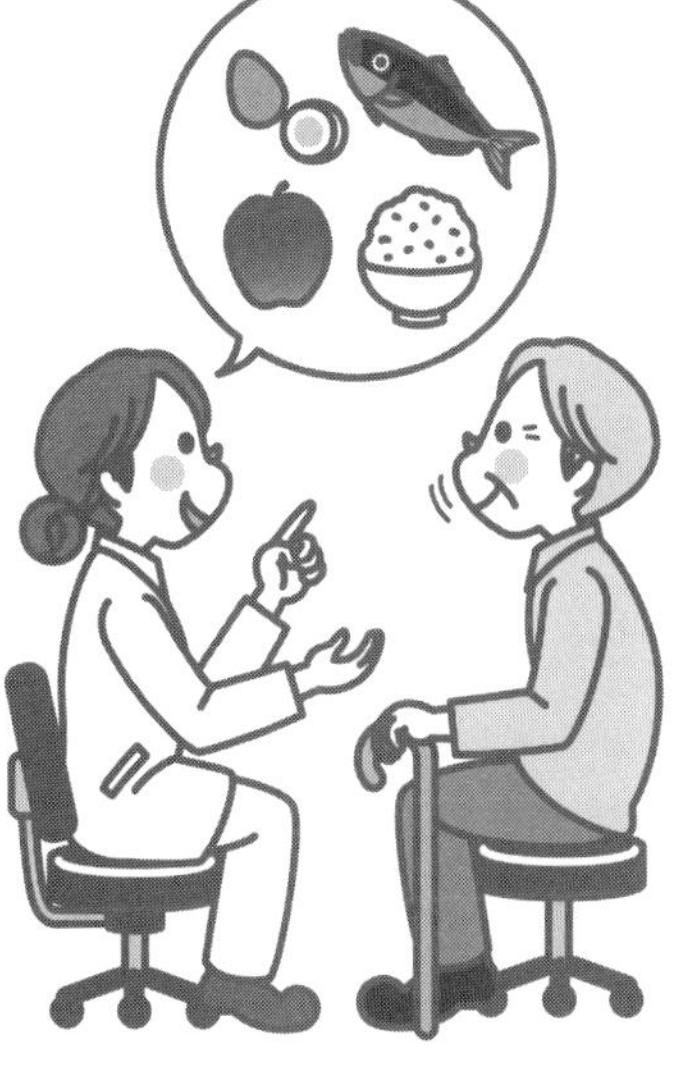

コペニアが問題になり、特に高齢者では、これらが混在した状態が続くことも多いです。このような人々にどのような栄養管理や栄養指導をしていくかが、これからの栄養問題の中心になります。

問題解決のポイントは、集団や個人に対して、個々の健康状態、栄養状態、さらに遺伝的特徴や生活内容を考慮した栄養指導・管理方法を検討し、構築していくことです。

快適で持続可能な社会の建設と栄養

2015年9月、ニューヨーク国連本部において、「国連持続可能な開発サミット」が開催されました。150を超える加盟国首脳の参加のもと、17項目からなる「われわれの世界を変革する：持続可能な開発のための2030アジェンダ」が採択され、各国がその実現に向かって努力することになり、栄養に関する研究も、その実現に貢献することになったのです。近年の研究で、栄養は、貧困、保健、教育、ジェンダー、労働、成長、不平等、そして気候変動に関係していることがわかってきました。具体的には、17項目の**持続可能な開発目標**（**SDGs**）に対して、後述の7項目に栄養が影響を与えています。

貧困をなくそう（目標1）

栄養改善は、勤労世代において、体力、精神力を向上させるので、労働力を向上させ、収入の向上、賃金の向上をもたらし、貧困を削減します。

飢餓をゼロに（目標2）

栄養知識の普及は、低所得者においても、合理的で確実な栄養状態の改善を可能にし、栄養状態の改善で、農業生産者の生産性を向上させます。特に女性の栄養状態の改善により、農業における女性の地位を向上させ、農業生産性を高め、本人や家族の収入を増やすことができ、飢餓からの解放に寄与します。

すべての人に健康と福祉を（目標3）

栄養改善は、栄養不足による栄養欠乏症や、過剰摂取による肥満・非感染性疾患を予防し、健康状態を増進します。近年、ユニセフが行った「人生最初の1000日の栄養」の取り組みで明らかにされたように、低出生体重のリスクの軽減と女性の栄養状態の改善が次世代の一生にわたる健康に影響を与えます。5歳未満児の死亡原因のうち、45%は栄養不良に関連し、子どもの発育阻害は、その後の人生における非感染性疾患の発症と成人後の生産性の低下に関連します。したがって、肥満の減少は、非感染性疾患の有病率を減らすことができます。また、感染症〔下痢症、マラリア、急性呼吸器感染症、結核、HIV（※）〕は、栄養性疾患の発病や死亡と関連するので、世代を超えた栄養状態の改善が必要になります。

質の高い教育をみんなに（目標4）

教育は幼児期の発達に関係しますが、幼児の学習能力の向上に栄養は重要です。栄養は、学校の修了学年、学習到達度に関係があり、特に10代の女性の教育に影響を与えます（※）。

ジェンダーの平等を実現（目標5）

女性の栄養状態を改善することによって、学校での学習能力が高まり、職場や社会におけるエンパワメントも向上します。つまり、栄養改善は、ジェンダー問題の解決にも貢献するのです。

働きがいも経済成長も（目標8）

栄養は、持続的かつ包摂的な経済成長に寄与するため、それにより、すべての人々の生産的な雇用およびディィーセント・ワーク（適切な雇用）を推進します。低栄養の改善により国民総生産（GNP）を少なくとも8～11％上昇させることができ、子どもの発育阻害の予防をすることは、成人後の収入を増加させることにもつながります。

陸の豊かさも守ろう（目標15）

摂取する食品の種類により、温室効果ガスの排出量は異なります。つまり、食品の生産、加工、分配、調理方法により、環境に与えている負荷は異なるのです。このことをふまえて、できる限り負荷の少ない食品を選択・利用することが重要になります。

※…HIV：ヒト免疫不全ウイルス。
※…10代の女性の教育に影響：特定の栄養不良において、女性は男性より負荷が多いのです。

おわりに：超高齢社会と環境問題、カギは栄養

■人生100歳時代における健康寿命の延伸

超高齢社会のなかで、人々はどのように生きればいいのでしょうか？ たくさんの議論が起こっています。ほぼ合意された理念が「健康寿命の延伸」です。従来のような単に病気でない状態をめざすのではなく、糖尿病、循環器疾患、さらにがんなどの慢性疾患になっても、また先天的あるいは後天的に障害があっても、治療や悪化の防止に専念しながら、残されている心身の機能を活用して、前向きな人生を送ろうという考え方です。つまり、食事や運動、さらに積極的な社会参加により日常生活を改善し、必要に応じてロボットやＩＴなどの最先端の技術を活用して、普通に生活ができ、住み慣れた地域のなかで、人々の役に立つような人生を送ろうということです。

一般に、高齢になると、味覚変化、唾液の減少、消化酵素活性の低下等が重なり、食事の量が減少し、内容も変化します。あっさりした料理に変化し、油脂類、肉類、牛乳・乳製品、卵類の摂取量が減少し、脂肪のみならず、総摂取エネルギー、タンパク質、食物繊維、ビタミン・ミネラル類が不足傾向になるのです。いわゆる低栄養に陥りやすくなります。

低栄養になると体重が減少し、特に、筋肉量と細胞内水分が減少し、筋力が低下します。ま

た運動量が減少し、基礎代謝の低下が起こり、消費エネルギー量も減少します。そして食欲は出なくなり、結局、食事の摂取量が減少するという負のスパイラルに落ち込むのです。このようになると、活力が低下し、疲労感が増大して、元気がない、疲れやすい、根気がない、やる気が起こらない、何をするにも面倒になるフレイルになるのです。フレイルになると健康寿命の延伸が困難になるので、予防には、まず、しっかり食べることが大切になります。

■人にも、地球にも、健康な食事

２０２４年10月、国連食糧農業機関（ＦＡＯ）と世界保健機関（ＷＨＯ）は、「健康な食事とは何か」の共同声明を発表しました。その原則は「十分」「バランス」「適度」「多様」です。「十分」とは、体内で合成できない必須アミノ酸、必須脂肪酸、ビタミン、ミネラルの必須栄養素を十分とること。「バランス」とは、摂取と消費のエネルギーバランスと同時に、エネルギー産生栄養素の摂取割合を適正化することです。成人の場合、摂取エネルギー比率はタンパク質が10～15％、脂肪が15～30％、炭水化物が45～75％とし、いずれの栄養素も、この範囲から外れると欠乏と過剰の弊害が起きてきます。「適度」とは、現在、大量の摂取で悪影響を及ぼしている食塩、飽和脂肪、糖分、農薬、添加物、超加工食品等の制限をめざすことです。そして、「多様」とは、食品群間でも食品群内でも、できる限り多様な食品を摂取することを勧めています。日頃から、多種多様な食品を摂取している人の方が、栄養素の摂取状況が良好で、全体的な死亡率と非感染性疾患の発症率が低いことがわかっています。

ところで、私たちは、日常の食事から各種栄養素を摂取しているので、適正な栄養素摂取量がわかったとしても、それを実現するには適正な「食事パターン」が必要になります。「食事パターン」は、収入、食品の入手可能性、手頃な価格など、さまざまな社会的、経済的、環境的要因によって決定されるので、さらなる配慮が必要になります。特に、近年では、食料の生産、流通、加工、調理、摂取の過程における環境破壊、温室効果ガスの排出、さらに食料廃棄の問題があり、環境負荷のかからない食事にする必要があるからです。地球の健康を維持することは、結局は人類の生命と健康を維持するために大切なことだからです。

これで、「栄養学講義」は終了しました。しかし、栄養学の学びは、これでおわりにしないでください。実は、栄養学は、もっと広大で、深淵で、面白いからです。これからも、人体や命の仕組み、生活と食物、さらに自然や環境と食事などについて、なぜそうなるのか？なぜ、そうなったのか？　少し立ち止まって考えてみてください。おそらく、それらの疑問に栄養学は答えてくれるはずです。

答えが見つかれば、栄養学を学ぶことがもっと楽しくなります。

ありがたいことに、栄養学は、学べば学ぶほど健康で、幸せに、さらに健康長寿を手に入れることができるのです。

２０２４年12月　中村丁次

参考文献

- 早瀬和利，多田司：アミノ酸・タンパク質代謝．「ネオエスカ 代謝栄養学」（横越英彦／編），pp39-53，同文書院，2005
- 新開省二：高齢者の栄養疫学，生命予後への影響．栄養－評価と治療，30：192-195，2013
- 小川純人，大内尉義：虚弱とサルコペニア，栄養状態の評価とその対策－老年症候群各論（4）．日本医事新報，4570：43-47，2011
- 野坂直久，中村丁次，他：タンパク・エネルギー低栄養（PEM）のリスクを保有する高齢者における中鎖脂肪酸摂取が血清アルブミン値に及ぼす影響．臨床栄養学会雑誌，32：52-61，2010
- Bartali B, et al：J Gerontol A Biol Sci Med Sci, 61：589-593, 2006
- 「栄養食事療法必携 第3版」（中村丁次／編著），医歯薬出版，2005
- 「管理栄養士講座 三訂 臨床栄養学Ⅰ」（鈴木博，中村丁次／編著），建帛社，2016
- 「管理栄養士講座 三訂 臨床栄養学Ⅱ」（鈴木博，中村丁次／編著），建帛社，2016
- 「健康・栄養科学シリーズ 臨床栄養学 改訂第2版」（中村丁次，他／編著），南江堂，2016
- 「テキストブックシリーズ 臨床栄養学2 疾患と栄養編（第2版）」（近藤和雄，中村丁次／編著），第一出版，2009
- 中村丁次，他：肥満，糖尿病，腎臓病，高血圧症における食事療法の有効性に関する学術的検討．「健康食品における安全性確保を目的とした基準等作成のための行政的研究」（厚生労働科学研究食品の安心・安全性確保推進事業 平成19年度総括・分担報告書），pp41-88，2008
- 「サプリメント，『健康・栄養食品』と栄養管理」（細谷憲政，中村丁次，足立香代子／著），チーム医療，2001
- 栄養改善事業推進プラットフォーム：「2018年世界栄養報告（2018 Global Nutrition Report）」（http://njppp.jp/wp/wp-content/uploads/2018_Global_Nutrition_Report_Executive_Summary_Japanese.pdf）

中村丁次（なかむら　ていじ）

神奈川県立保健福祉大学名誉学長／日本栄養士会代表理事会長／日本栄養実践科学戦略機構代表理事理事長。徳島大学医学部栄養学科卒。医学博士（東京大学医学部）。新宿医院、聖マリアンナ医科大学病院勤務などを経て、2003年神奈川県立保健福祉大学保健福祉学部栄養学科長／教授、'08年聖マリアンナ医科大学代謝・内分泌内科客員教授、'11年から'23年まで神奈川県立保健福祉大学学長。'14年からHanoi Medical University、Vietnam Visiting Professor For the Nutrition Bachelor Course。学会等活動として、日本栄養学教育学会理事長、日本ヒューマンサービス学会理事長、日本臨床栄養学会名誉会員、日本臨床栄養協会名誉会員、日本食育学会常務理事、日本栄養改善学会名誉会員、日本栄養治療学会名誉会員、国際栄養士連盟（ICDA）前常任理事、アジア栄養士連盟（AFDA）会長。主な著書に『楽しくわかる栄養学』（羊土社）、『臨床栄養学者 中村丁次が紐解くジャパン・ニュートリション』（第一出版）などがある。

※本書は同著者の「楽しくわかる栄養学」を再編集したものです

小説《しょうせつ》みたいに楽《たの》しく読《よ》める栄養学講義《えいようがくこうぎ》

2025年2月15日　第1刷発行

著　者　中村丁次《なかむらていじ》
発行人　一戸敦子
発行所　株式会社　羊　土　社
〒101-0052
東京都千代田区神田小川町2-5-1
TEL　03（5282）1211
FAX　03（5282）1212
E-mail　eigyo@yodosha.co.jp
URL　www.yodosha.co.jp/
装　幀　羊土社編集部デザイン室
本文イラスト　ウチダヒロコ
印刷所　日経印刷株式会社

ISBN978-4-7581-2133-0